계량적 보건정책 연구방법론

계량적 보건정책 연구방법론

윤석준 · 김은정 · 서현주 · 김범수 · 오인환

고려대학교출판부
KOREA UNIVERSITY PRESS

머리말

최근 들어 보건의료 정책 분야는 사회 갈등의 전투장이 된 것 같다. 정책 방향에 대한 거대 담론으로부터 미시적인 의사결정에 이르기까지 조용히 의사결정이 이뤄지는 경우가 거의 없는 듯하다. 우리 사회가 그동안 성장 일변도의 정책 환경에서 저성장 시대를 맞이하여 분배의 원칙을 새롭게 다지는 시대이기 때문일 것이다. 하지만 다른 측면에서 바라보면 의사결정의 '근거'를 제공할 준비가 부족하기 때문이기도 할 것이다. '근거' 있는 의사결정을 위해서는 객관적인 관련 자료의 구축과 이를 활용한 정교한 연구 작업물들이 쌓여 있어야 한다. 정교한 연구 작업을 위한 물적 토대는 물론 숙련된 관련 방법론의 적용이 핵심 사항이다.

그동안 보건정책을 위한 연구방법들은 통계학, 계량경제학, 사회학 등의 학문 분야에서 응용되어 국내 학계에 소개되어 왔다. 그런데 이러한 방법들은 고전적인 지식 체계 등을 분석하는 데 유용한 반면 최근의 경향—세계보건기구 등의 국가단위 국제적 계량방법론 등—을 포함하고 있지 못한 아쉬움이 있었다.

본 저서에 참여하고 있는 저자들은 대부분 보건학 분야의 연구에서 나름대로의 학문적 성취를 쌓아 나가는 신진 및 중견 연구자들이다. 저자들은 논문 작성과 더불어 때로는 정책 보고서를 작성해 가며 나름대로 문제점을 느꼈던 방법들을 중심으로 보건정책 및 관련 분야 연구자들에게 필요한 내용이 한 권의 책으로 묶여 있으면 좋겠다는 소망을 오랜 시간 공유하고 있었다.

이런 바람을 토대로 구성된 이 책은 다음과 같은 내용을 포함하고 있다.

첫째, 질병부담 측정방법론으로 세계보건기구의 국가 간 질병부담의 주요 측정지표인 장애보정생존연수(DALY) 및 경제적 질병부담 측정방법의 개념 및 우리나라의 현황을 소개하였다. 둘째, 첫 번째 방법론의 국내 적용 사례로 심뇌혈관계 질환의 경제적 부담과 환경성 질환의 질병부담 측정 사례를 소개하였다. 셋째, 체계적 문헌 고찰을 이용한 중재의 효과 평가 전략에 대해 기술하였다. 넷째, 정책평가를 위한 도구로 최근 문헌 등에서 자주 등장하기 시작하는 이중차분법과 회귀불연속설계방법론에 대해 기술하였다. 다섯째, 세계보건기구의 프로그램별, 국가 간 비용효과 분석방법인 WHO-CHOICE 방법론을 소개하며 관련 사례로 흡연 규제정책의 비용효과 분석을 기술하였다.

첫 번째 장은 윤석준 교수, 두 번째 장은 김은정 교수, 세 번째 장은 서현주 교수, 네 번째 장은 김범수 교수, 다섯 번째 장은 오인환 교수가 그간의 연구 성과를 바탕으로 집필하였다.

이러한 작업은 저자들의 노력뿐만 아니라 여러 관계자들의 도움으로 결실을 보게 되었다. 특히 편집 과정에서 세심하게 도와준 고려대학교 보건대학원의 서혜영 조교 선생에게 감사 드린다. 또한 어려운 여건 속에서도 저자들의 열정을 고려하여 기꺼이 출판을 허락해 준 고려대학교출판부에게도 진심으로 감사 드린다. 아무쪼록 저희들의 조그마한 작업이 우리나라 보건정책의 근거 있는 의사결정을 위한 밑거름이 되기를 기대해 본다.

2012년 9월

저자 대표 윤석준

차례

그림 · 표 목록

그림

표

1. 질병부담 측정방법론

A. 질병부담 측정의 의의

1990년 GBD(Global Burden of Disease) 연구에 대한 종합적인 프레임워크(framework)가 개발되어 통합-정당성 입증-분석-배포의 과정을 통해 결과를 도출할 수 있도록 하였다. 그 후, 세계보건기구, 세계은행 및 하버드대학 보건대학원은 1992년부터 5년 동안 많은 연구 인력을 동원하여 GBD에 관한 프로젝트를 추진해 왔다.[1]

이들은 각국이 GBD 연구 결과에 기초하여 국가 수준에서 질병부담(National Burden of Disease: NBD) 연구를 수행하도록 권장하고 있으며, 이에 따라 멕시코를 비롯하여 일본과 유럽, 아프리카 등의 20여 개 국가에서 NBD 연구를 수행했거나 현재 진행하고 있는 중이다.

인구집단의 건강을 정량화하여 그 결과를 정리하는 근본적인 목표 중 하나는 상이한 건강문제의 상대적인 중요성을 확인하기 위함이다. 이러한 건강차이(health gap)를 측정함으로써 치명적(fatal) 및 비치명적(non-fatal) 질병을 구분하여 그 질병의 부담을 확인할 수 있기 때문에 질병 간 상호배타적인 구분이 가능할 수 있다는 데서 그 의의를 찾을 수 있다.[2,3]

DALY는 인구건강을 정량적으로 측정하기 위해 가장 간단하고 광범위하게 사용되는 방법론으로, 특정 건강 상태와 연령, 성별의 질병부담을 측정할 수 있으며, 일정 기간 동안 발생한 특정 원인에 의한 사망까지 모두 파악할 수 있다.

그림 1-1. DALY의 도식화

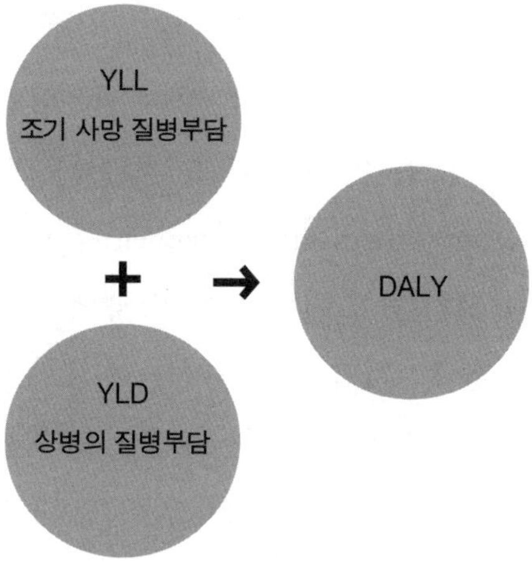

DALY는 특정 질환으로 인해 장애로 소모된 연수와 사망으로 인해 소모된 연수를 더해 측정하는 것으로, 해당 질환으로 인한 사망뿐만 아니라 평균 질병이환 기간을 통해 투병한 기간까지 고려하여 질환의 상대적인 경중을 판단하기 용이한 지표로 활용할 수 있다(그림 1-1).

B. DALY 및 경제적 질병부담의 소개

1) DALY

한 사회의 질병부담, 즉 건강 수준을 측정하는 기존의 건강지표방법론이 가지는 몇 가지 결함을 고려해 볼 수 있다. 우선 한 사회 구성원의 건강 수준은 주로 사인별 사망률로써 관찰, 측정되고 있지만 이 방법은 사망률 자료가 완벽하다고 해도 사망에까지는 이르지 않는(non-fatal) 경우의 건강 상실을 전혀 반영하지 못한다. 둘째, 일부 질환에 대한 역학적 연구 결과는 인구학적 측면에서 볼 때 과장되어 있는 경우가 많다. 셋째, 기존의 지표로써는 서로 다른 정책적 개입의 결과 간 상대적인 비용–효과성(cost-effectiveness)을 알기 어렵다. 예를 들어 일정한 자원이 있을 때 이를 심장 질환의 치료에 투입하는 것이 비용–효과적인지 아니면 치매의 장기요양 진료에 투입하는 것이 비용–효과적인지

파악할 방도가 없다는 한계가 있다.[8]

사망하는 경우든 아니든 질병 및 상해로 인해 상실되는 건강, 즉 질병부담을 모두 포함시키고, 인구학적으로도 모순이 없으며, 비용–효과 분석에서도 사용할 수 있는 단일한 질병부담지표(a single measure of disease burden)를 찾아내기 위해서는 무엇보다도 공통의 척도를 정하는 일이 우선적인 과제이다. 1940년대 말부터 이 분야의 연구자들은 '시간'이 적합한 척도라는 데 대체적인 의견의 일치를 보여 왔다. 즉, 조기 사망으로 인해 상실하는 시간 및 장애를 안고 살아가는 시간을 연수(年數)로 측정하자는 것이다. 이에 따라 시간에 기초한 일단의 건강지표가 여러 나라에서 개발되었는데 이들 중 대부분은 질보정생존년(quality-adjusted life year: QALY)의 변형이고, GBD 연구자들이 제안한 건강지표 개념 역시 그 한 변형으로서 QALY를 국제적으로 표준화한 개념으로 이해할 수 있다.[4,5]

GBD 연구자들은 이 단일건강지표 또는 질병부담지표를 '장애보정생존년(disability-adjusted life year: DALY)'이라고 부르고 있는데 DALY는 기본적으로 조기 사망으로 인한 생존연수의 상실(years of life lost: YLL)과 이환 및 상해로 말미암은 장애에 따른 건강연수의 상실(years lived with disability: YLD)의 합계이다.[1-3]

여기에서 YLL은 임의로 정해지는 어떤 수명의 한계에서 사인 i로 인해 조기 사망한 시점의 연령을 차감함으로써 계산되며, YLD는 이 특정 질병이 가져오는 장애의 종류와 그 중증도에 따라 가중치를 주어 계산하게 되는데 사망을 1로 보고 완벽한 건강 상태를 0으로 보아 그 사이의 값을 부여하게 된다. 예를 들자면 6개월 동안 수성설사(watery diarrhea)에 시달리는 환자의 경우에는 가중치 0.1을 주어 0.05년이 반영되고, 1년 내내 편두통에 시달리는 환자의 경우에는 가중치 0.7을 주어 0.7년이 반영되는 식이다. 요컨대, 1 DALY는 조기사망 또는 어떤 질병의 이환이나 상해를 겪은 이후 남는 장애로 인하여 상실된 건강연수가 1년이라는 의미를 갖는다. 그러므로 DALY는 질병부담의 단위로도 쓰인다. 그리고 DALY가 크면 클수록 이상적인 건강 수준과의 격차가 큰 것이며 질병부담은 그만큼 늘어나게 된다.[4]

또한 주요 건강 위험요인별로 질병부담을 측정하여 제시하기도 하는데, 국제 질병부담 연구그룹이 진행한 질병부담 연구에서는 1990년 당시의 전 세계 질병부담을 건강 위험요인별로 제시한 바 있다. 선진국의 경우 가장 큰 질병부담을 보인 건강 위험요인은 흡연으로 전체 질병부담의 12.1%에 이른 것으로 밝혀졌다.[1] 그 후 측정방법론에 대한 많은 논란과 함께 방법론의 발전도 이어졌다.[5] 고전적으로는 단일 위험요인에 의해 발생한 질병에 대한 기여 부분(attributable burden), 즉 특정 위험요인의 질병부담을 측정하기 위해서는 특정 위험요인 관련 질병들 각각의 질병부담(DALYi)과 전체 인구집단에서 발생한 각 질병마다 몇 %가 특정 위험요인에 대한 노출에서 기인한 것인가를 의미하는 기여위험도(PAFi)를 곱하여, 그 값들을 더하는 방식이 일반적이다.

Yoon et al.의 연구는 DALY를 통해 한국인 전체의 질병부담을 측정한 최초의 연구로, 암, 심혈관계 질환, 소화관계 질환, 당뇨병 및 신경-정신성 질환 대상자의 질병부담을 측정하였다.[4] 한국표준코호트조사를 통해 전 국민의 2.5%를 대상으로 하였고(표 1-1), 질병부담 측정을 통해, 각 질병의 질병부담 정도를 파악하였고, 이러한 결과가 선진국에서의 결과와 크게 다르지 않음을 보고하

표 1-1.한국표준코호트조사를 통한 연구집단 특성

연령집단	코호트			한국 인구(2000)			추출 비율		
	남성	여성	계	남성	여성	계	남성	여성	계
0-4	42,345	38,256	80,601	1,689,517	1,538,491	3,228,008	2.51	2.49	2.50
5-9	47,821	41,887	89,708	1,903,325	1,676,991	3,580,316	2.51	2.50	2.51
10-14	41,357	37,222	78,579	1,659,786	1,490,692	3,150,478	2.49	2.50	2.49
15-19	48,191	45,161	93,352	1,926,753	1,805,403	3,732,156	2.50	2.50	2.50
20-24	50,586	48,420	99,066	2,021,488	1,922,269	3,943,757	2.50	2.52	2.51
25-29	56,885	53,941	110,826	2,260,009	2,162,330	4,422,339	2.52	2.49	2.51
30-34	57,771	55,392	113,163	2,303,166	2,206,046	4,509,212	2.51	2.51	2.51
35-39	56,073	53,333	109,406	2,242,344	2,123,583	4,365,927	2.50	2.51	2.51
40-44	53,023	50,945	103,968	2,125,313	2,035,562	4,160,875	2.49	2.50	2.50
45-49	38,530	37,251	75,781	1,532,344	1,492,612	3,024,956	2.51	2.50	2.51
50-54	30,177	29,545	59,722	1,195,544	1,178,793	2,374,337	2.52	2.51	2.52
55-59	25,022	26,420	51,442	1,003,925	1,068,758	2,072,683	2.49	2.47	2.48
60-64	20,905	24,518	45,423	840,681	971,217	1,811,898	2.49	2.52	2.51
65-69	14,190	19,621	33,811	568,990	777,065	1,346,055	2.49	2.53	2.51
70-74	8,521	14,106	22,627	336,557	568,539	905,096	2.53	2.48	2.50
75-79	5,189	9,569	14,758	209,170	387,997	597,167	2.48	2.47	2.47
80-84	3,040	6,542	9,582	98,983	218,104	317,087	3.07	3.00	3.02
85-89	1,640	5,138	6,778	34,080	104,093	138,173	4.81	4.94	4.91
90-94	879	3,322	4,201	8,957	33,216	42,173	9.81	10.00	9.96
95-99	501	2,729	3,230	984	6,658	7,642	50.91	40.99	42.27
100+	370	3,359	3,729	172	2,048	2,220	251.12*	164.01*	167.97
Total	**603,016**	**606,677**	**1,209,693**	**23,962,088**	**23,770,467**	**47,732,588**	**255**	**255**	**253**

*이 연령집단에는 1998-2001년 사이에 사망한 인구가 포함되어 있으므로 과대계산되었을 가능성이 존재함.
80세 이상의 연령집단에는 다음과 같은 가중치를 부여하였음: 3%(80-84), 5%(85-89), 10%(90-94), 50%995-99), 100%(100 이상)

출처: Yoon et al.(2007)

였다.

DALY를 통한 질병부담 측정을 위해서는 다섯 가지의 가정을 하게 되는데 첫째는 평등주의 원칙이다. 질병부담을 산출할 경우, 연령과 성별만 고려할 뿐, 사회경제적 지위, 교육 수준, 인종에 따른 구분을 하지 않을 것을 가정하는 것이다. 즉, 모든 사람은 다 평등하여 아프거나 사망했을 때 더 아깝거나 덜 아까운 사람이 있는 것이 아니고, 연령이 같은 노숙자와 재벌회장을 두고 동일 질병으로 동일 시점에서 질병부담을 측정할 때, 그 값에 차이가 없음을 뜻하는 것이다.[5]

둘째는 수명의 한계를 가정한다는 것이다. 즉, 어린아이의 사망과 노인의 사망의 부담을 차별화하기 위해 통계청에서 제시하는 표준기대여명을 사용하여 우리나라의 연령별 기대수명을 고려하였다.[5] 10세의 어린아이가 사망했을 때, 해당 연령집단의 평균수명은 80세이고, 그로 인해 손해를 보게 되는 연수가 약 70여 년이라고 본다면, 70세의 노인이 사망했을 때 그 연령대의 집단은 현재의 어린아이들과 비교하여 평균수명이 80세 미만이 될 것이고(왜냐하면 70세 노인이 태어날 때의 건강 상태, 건강 관리 습관, 각종 예방접종 실행 등의 차이로 수명이 짧을 것이기 때문이다), 이 때문에 손해를 보게 되는 연수는 약 10년이 아니라 그보다 더 짧게 될 것이다. 이 차이를 감안하기 위해, 10세의 아이와 70세 노인의 기대여명을 구분하여 계산하겠다는 것을 말한다.

셋째는 연령별 가중치에 대한 가정이다. 즉, 아동이나 노인에 비해 청장년층의 질병으로 인한 부담이 높다고 가정하는 것이다.[5] 청장년층의 부담을 좀더 높게 책정하기 위해 지수함수를 사용하여 0세부터 가중치가 점차 증가하여

그림 1-2. 2002년 한국인의 20대 질병부담

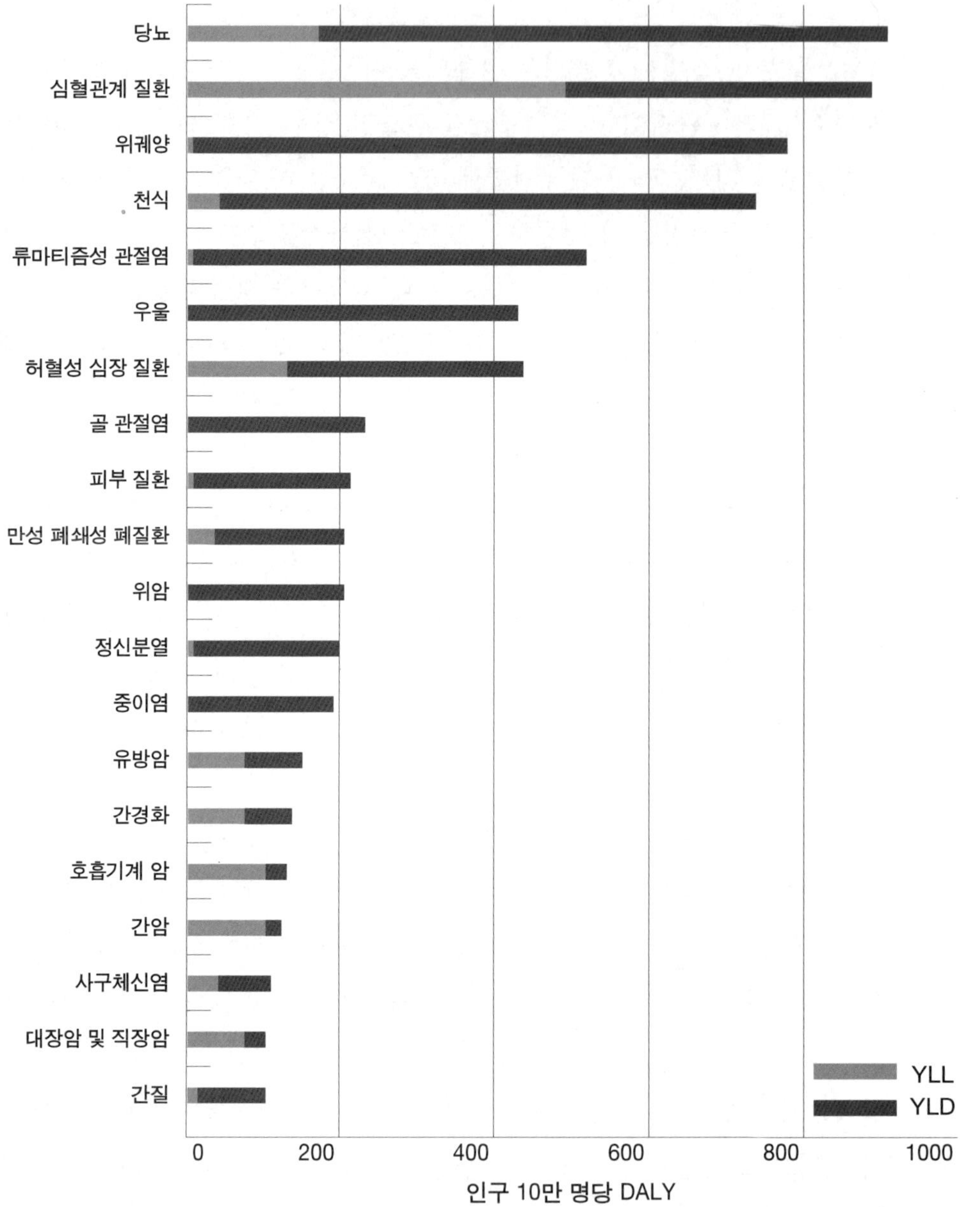

출처: Yoon et al.(2007)

20세 조금 넘은 지점에서 최댓값에 도달한 후 그 이후부터 점차 감소하는 양상을 표현하였다. 이 가중치로 인해 아동이나 노인보다 청장년에 중요도를 더 많이 적용하게 되는 것이다.

넷째는 시간선호도와 할인에 대한 가정이다.[5] 미래에 발생하게 될 편익이 현재의 편익보다 가치가 없다고 가정했을 때, 현재의 시점에서 미래의 남은 삶을 평가하려면 남은 시간만큼 미래의 가치를 좀더 작게 평가해야 한다. 이 과정을 할인, 그 결과를 현재가치, 이때 사용한 파라미터(parameter)를 할인율이라고 한다. 즉, 평균수명이 80세이고 20세에 병에 걸려 사망했다면 남은 수명은 60세가 아니라 그 미만이 될 것이라는 뜻이다. 왜냐하면 앞으로 살게 되면서 발생할 각종 위험에 대해서 예측할 수 없고, 그 위험 중에는 사망위험도 포함되어 있으므로 지금 사는 것을 더 선호하기 때문이다. 그 외에도 지속적으로 살게 된다면 연령이 증가할수록 삶에 대한 가치가 점차 감소하기 때문에 현재의 삶이 미래의 삶보다 더 높게 평가되는 이유로 지적된다. 소비의 한계효용이 체감하기 때문이다.

마지막으로 장애별 가중치에 대한 가정이다.[5] 아픈 상태로 사는 것보다 죽는 것이 더 나은 경우가 있다고 하자. 이렇게 아픈 상태로 사는 고통을 정량적으로 측정하기 위해 전문가의 의견을 반영하여 결정한 장애별 가중치를 사용한다. 동일 연령으로 동시에 만성간염이 발병한 사람과 췌장암이 발병한 사람이 있다면 둘 간의 고통을 정량적으로 표현하여 만성간염이 췌장암보다 상대적으로 고통이 덜하기 때문에 질병부담을 측정할 경우 간염보다 췌장암에 좀더 큰 가중치를 적용해 준다는 것을 말한다.

위와 같은 가정하에서 한 국가의 질병으로 인해 얻게 되는 장애나 사망으로 인해 손실되는 연수를 정량적으로 표현하여 정책 입안 과정에서 좀더 객관적인 근거를 창출하여 의사결정의 중요한 초석이 되도록 하는 것이 DALY를 측정하는 궁극적인 목표가 되는 것이다.

2) 경제적 질병부담

건강은 개인의 발전뿐 아니라 경제적 안정을 위한 역량이 된다. 보건과 경제성장 간의 상관관계를 분석한 연구 결과에 따르면 출생 시 기대수명(life expectancy estimate at birth: LEB)의 10% 향상은 최소한 연간 0.3–0.4% 의 경제성장과 연관되어 있다고 발표하고 있다.[6] 선진국(LEB=77년)과 저개발국(LEB=49년) 간의 LEB에 의해 설명되는 연간 성장에서의 차이는 대략 연간 1.6%에 이르고 있으며, 이는 시간이 지날수록 격차가 심화되는 등 보건 상태는 경제성장률의 격차에 매우 중요한 역할을 하고 있음을 제시하고 있다.[6] 이처럼 건강 수준의 향상이 개인의 안녕과 국가 전체의 경제성장에 긍정적인 영향을 미치는 반면, 질병은 한 국가의 연간소득, 개인의 평생소득, 그리고 경제성장에 부담을 가중시키는 것으로 볼 수 있다.

우리나라의 경우, 질병을 앓고 있는 인구 비율인 유병자 비율이 1992년 31.6%에서 1995년 34.5%, 그리고 2001년에는 40.4%로 증가하였고, 평균수명은 1970–2000년 사이에 12세가량 연장되어 74세를 넘은 반면, 질병 없이 사는 기간인 건강수명은 약 65세에 머물러 있어 전 생애의 상당한 기간을 질병과 장애로 고통을 겪으며 살고 있음이 보고되었다.[7]

그림 1-3. 보건의료 중재에 대한 평가방법 구분

<table>
<tr><td colspan="2"></td><td colspan="5">대안에 대한 비용(투입)과 결과(산출)가 모두 평가되었는가?</td></tr>
<tr><td colspan="2"></td><td colspan="4">아니오</td><td>예</td></tr>
<tr><td rowspan="5">두 가지 이상의 대안에 대한 비교인가?</td><td rowspan="3">아니오</td><td colspan="2">결과만 평가</td><td colspan="2">비용만 평가</td><td rowspan="2">2. 부분 평가</td></tr>
<tr><td>1A</td><td colspan="2">부분 평가</td><td>1B</td></tr>
<tr><td colspan="2">결과 기술
(Outcome description)</td><td colspan="2">비용 기술
(Cost description)</td><td>비용-결과 기술
(Cost-Outcome description)</td></tr>
<tr><td rowspan="2">예</td><td>3A</td><td colspan="2">부분 평가</td><td>3B</td><td>4.완전한 경제성 평가</td></tr>
<tr><td colspan="2">효능과 효과 평가
(Efficacy or effectiveness evaluation)</td><td colspan="2">비용 분석
(Cost analysis)</td><td>비용-최소화 분석
(Cost-minimization analysis)
비용-효과 분석
(Cost-effectiveness analysis)
비용-효용 분석
(Cost-utility analysis)
비용-편익 분석
(Cost-benefit analysis)</td></tr>
</table>

출처: Drummond et al.(2005)

이와 같이 유병률의 증가와 급속한 고령화의 진전 등에 따라 의료비 등 질병으로 인한 사회 경제적 비용은 더욱 증대될 것으로 예상되는 가운데 일반적으로 임상에서 다루는 연구는 치료 결과를 다루는 결과 연구(outcome research)의 형태이나 보건의료 분야에서도 다른 분야와 마찬가지로 자원의 희소성이 있기 때문에 투입(input)과 산출(outcome)을 비교하는 것이 필요하며, 보건의료 분야에서 이러한 투입과 산출을 같이 고려하여 평가하는 방법 중 하나인 경제성 평가의 중요성이 대두되고 있다.

대안에 대한 투입 내용과 산출을 비교하는 효율성(efficiency)에 대한 연구에는 투입하는 비용에 대한 자료와 산출되는 결과에 대한 자료가 필수적이다. 하지만, 보건의료 분야에서 살펴보면, 결과 기술 혹은 효능과 효과를 판단하는 데 필요한 연구는 상대적으로 많이 진행되고 있으나, 투입요소 즉 비용에 대한 연구는 미흡한 실정이다. 따라서 경제성 평가 연구를 진행하기 위해서는 이러한 비용 관련 기초 연구가 절실한 실정이다.

비용 자료는 크게 보건의료 부분, 환자 및 가족 부분, 그리고 기타 부분의 항목으로 구성된다.[8]

직접 보건의료 부분에서의 비용은 입원 진료비, 외래 진료비 등의 직접적인 의료행위로 인해 발생한 비용이다. 환자 및 가족 부분에서의 비용은 환자나 보호자가 지출하는 교통비, 방문 및 치료 대기시간으로 인한 시간 비용 등이 포함될 수 있고, 기타 부분에는 사회복지 서비스 등이 포함될 수 있다.

비용을 누가 부담하는가 혹은 어디서 비용이 발생하는가에 따라 비용 추정의 관점을 나눌 수 있는데, 사회적 관점, 보험자 관점, 환자 관점, 보건의료기관의 관점 등이 있을 수 있다. 어떤 관점을 취하느냐에 따라 비용에 포함되는 항목이 달라진다.

건강보험심사평가원(Health Insurance Review Agency: HIRA)에서 제시한《의약품 경제성평가 지침》에서는 사회적 관점에서 발생하는 비용을 추정하도록 제시하고 있다. 사회적 관점에서 발생하는 비용은 누가 비용을 지불하게 될 것인가보다는 사회 전반에 걸쳐 일어난 자원소비에 의해 발생한 비용을 의미한다.[28]

그림 1-4. 비용의 구성

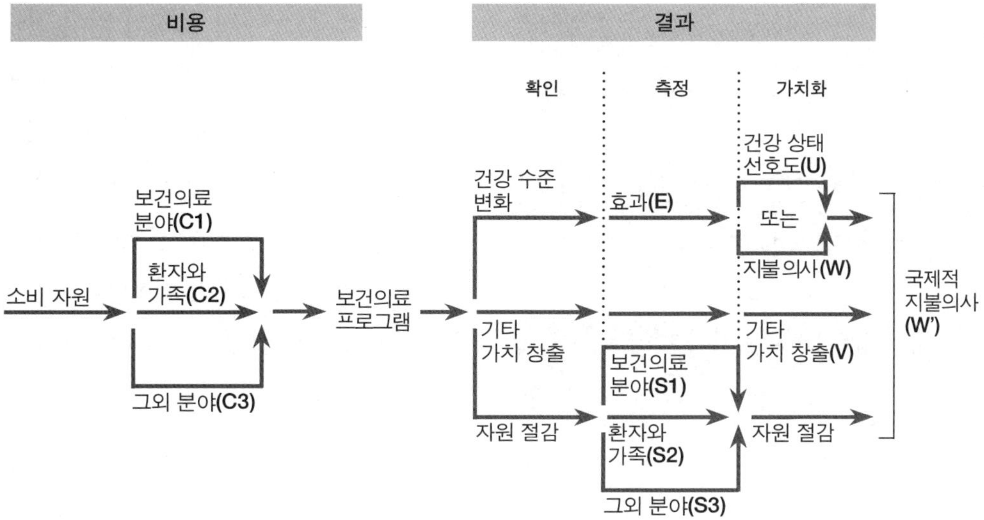

출처: Drummond et al.(2005)

사회적 관점에서의 비용은 일종의 기회비용(opportunity cost)의 의미를 가지게 된다. 여기서 기회비용이란 다른 대안에 사용한다고 가정했을 때 얻을 수 있는 최대 편익을 의미한다. 그런 관점에서 어떤 질병으로 인해 발생한 사회적 비용을 감소시키게 되면, 그러한 자원을 다른 부분에 쓸 수 있게 될 것이다. 따라서 사회적 관점에서 비용을 추정하게 되면, 사회 전체적인 관점에서 자원 투입 및 질병 관리 전략을 수립할 수 있다는 장점이 있다.

이러한 비용을 추정하기 위해서는 비용 항목 확인(cost identification), 비용 항목 측정(cost measurement), 비용 항목 가치화(cost valuation)의 과정을 거치게 된다.

그림 1-5. 비용의 추정 과정

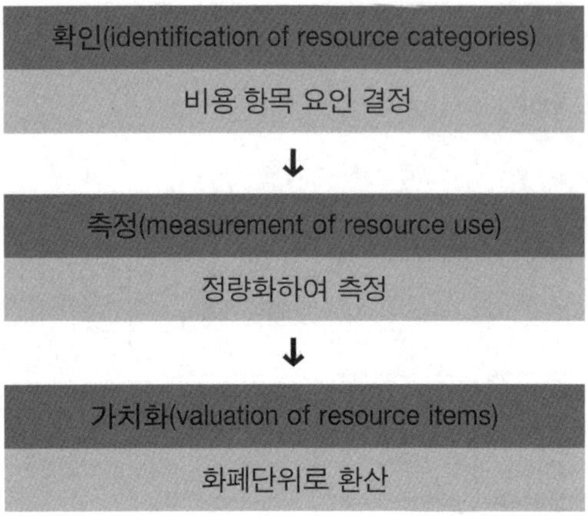

출처: Drummond et al.(2005)에 기반하여 연구자가 재정리

첫째, 비용 항목 확인에서는 소모되는 자원에는 어떤 것들이 있고 따라서 어떤 요인들을 비용으로 고려해야 하는가를 살펴보는 것이다. 경제성 평가의 비용에서 보건의료 부분, 환자 및 가족 부분, 다른 부분으로 항목을 크게 분류한 것을 비용 항목 확인 부분으로 간주할 수 있을 것이다.

둘째, 비용 항목 측정에서는 확인한 항목의 사용을 측정하게 되는데, 항목을 자연단위로 정량화하게 된다. 예를 들어, 보건의료 부분에서 외래 방문을 항목으로 확인하였을 때, 외래 방문 횟수를 측정하는 것이 비용 항목 측정에 해당하게 된다.

셋째, 비용 항목 가치화는 측정한 비용 항목을 적절한 화폐 단위로 바꾸는 것을 의미한다. 외래 방문을 예로 들면, 외래 방문에 드는 비용을 산정하는 것이 된다. 외래 방문의 비용을 진료비와 시술비로 나누어 볼 수 있다면, 진료비와 시술비를 합하여 외래 방문당 비용으로 환산하는 과정이 비용 항목 가치화가 된다.

이러한 비용 추정 과정에서 비용 항목의 확인, 측정, 가치화는 독립적으로 구분될 수도 있고, 확인과 측정 혹은 측정과 가치화가 뚜렷하게 구분되지 않을 수도 있다.

C. 우리나라 질병부담 측정방법의 현황

질병부담 측정은 자료 획득의 어려움으로 인하여 아직까지는 국내에서 활발하게 연구가 진행되지는 못하고 있다. 윤석준 등의 연구를 시작으로 한국인의 질병부담에 대한 관심이 대두되기 시작하였는데, 조기 사망과 상병에 따른 질병부담을 구분하여 분석하였을 뿐 아니라, 한국인의 질병부담을 측정하여 한국인의 건강 상태에 대한 평가를 하였으며, 특히 흡연, 음주, 비만 등 위험요인으로 인한 질병부담을 측정하여 해당 위험을 평가한 바 있다.[9]

2009년에는 환경성 질환의 질병부담을 측정하여 국내의 환경성 위험의 현황을 파악함과 동시에 국제적인 비교를 가능케 하여 국내 보건정책을 입안하는데 기초 자료가 되어 활용되기도 하였다.[10] 또한, 2010년에는 한국인의 만성질환으로 인한 질병부담을 계량적으로 측정하고, 경제적 부담의 측정을 위한 방법론적 토대를 구축하기도 하였다.[11]

한편, 경제적 질병부담에 대한 연구는 질병부담 측정 연구와 비교하였을 때 비교적 활발하게 진행되고 있는데, 건강보험 청구 자료를 이용한 국내 질병비용 연구는 음주,[16] 흡연[18] 등의 위험인자로 비롯된 질환의 경제적 질병 비용과, 천식,[20] 정신분열증,[29] 뇌졸중,[13] 암,[19] 골다공증,[17] 손상[21] 등 개별 질환에 대한 경제적 질병 비용이 측정된 바 있다. 또한 이건세 등이 환자 관점에서 의료자원 이용 및 비용 지출을 조사하여 발표한 연구가 있는데, 이 연구 결과에 따르면 허혈성 뇌졸중과 관련하여 처음 입원 비용 및 퇴원 후 1년간 지출한 비용은 평균 5,235,000원으로 조사되었고, 이 중 입원 비용이 3,106,000원

(59.0%)으로 가장 많았고, 다음으로는 간병인 이용 비용과 외래 이용 비용으로 각각 750,000원(14%), 656,000원(13%)이 지출되었다(표 1-2).[22] 장기요양시설 이용 비용의 경우 시설 이용자가 상대적으로 적기 때문에 지출된 비용은 절대적으로 많지 않았지만 그 규모는 시간이 지날수록 증가하는 형태를 보였으며 환자를 위한 도구 및 장기 구입 비용은 퇴원 후 처음 4개월 동안 1년 지출 비용의 68.4%(234,000원)가 지출된 것으로 조사되었다. 그리고 간병인에 대해 지출되는 비용은 퇴원 초기와 퇴원 6개월 이후 시점에서 집중되었으나 치료 보조제 및 건강증진 관련 제품에 지출된 비용은 일정한 것으로 조사되었고, 한약 구입에 지출된 비용은 퇴원 2–3개월째에 집중된 것으로 조사되었다.

또한 임승지 등,[13] 정영호 등,[14] 윤석준 등[11]의 연구가 있었다. '2001년 건강보험공단 통계연보'상에 수록된 연령별·성별 입원 및 외래 진료비를 이용한 정영호 등의 연구에서는 뇌혈관 질환의 경제적 질병부담을 1조 7,750억 원, 심장 질환의 경제적 질병부담을 1조 5,100억 원으로 추계하였다.[14]

임승지 등의 연구에서는 2005년 건강보험심사평가원의 건강보험청구 자료를 사용해 뇌졸중의 경제적 질병부담을 추계하였다.[13] 의료비, 약제비, 직접 비의료비(교통비), 간접비(간병에 따른 보호자의 기회비용, 작업 손실 비용, 조기 사망 비용)를 포함한 비용 항목을 이용하여 경제적 질병부담을 측정한 결과, 뇌졸중의 연간 총 사회경제적 질병부담은 3조 7,370억 원, 직접비 1조 1,301억 원, 간접비 2조 6,068억 원이었다. 또한, 뇌졸중을 허혈성 뇌졸중(ischemic stroke)과 출혈성 뇌졸중(haemorrhagic stroke)으로 분류하여 비용을 추계하였는데 출혈성 뇌졸중의 총 사회경제적 질병부담은 1조 3,239억 원, 직접비 3,601억 원, 간접비 9,638억 원이고 허혈성 뇌졸중의 총 사회경제적 질

표 1-2. 뇌졸중 환자의 1년간 월별 의료자원 이용과 비용 지출(단위: 천원, %)

의료자원	1	2	3	4	5	6	7	8	9	10	11	12	합계
입원	189.2	36.4	23.8	13.6	5.6	6.4	6.3	6.7	7.9	6.5	6.5	1.6	310.6(59)
외래	1.6	6.6	7.4	7.1	6.6	6.3	6.1	5.6	5.1	4.6	4.4	4.3	65.6(13)
장기요양 시설 이용	0.2	0.3	0.6	0.9	0.7	0.7	0.7	0.7	0.9	1.2	1.3	1.9	10.2(2)
장비 사용	5.5	9.9	2.2	5.8	3	1.2	1.5	0.6	1	0.3	0.8	2.3	34.2(7)
간병인	7.3	5.6	2.1	2	2.6	10.9	10.2	10.2	10.8	10	2	1.5	75.0(14)
치료보조제	0.2	0.7	1.1	1.2	1.2	1.2	1.2	0.8	0.7	0.6	0.6	0.7	10.3(2)
한약	1.1	4.9	4.3	0.4	2	0.7	0.4	1.1	0.7	0.9	0.9	0.3	17.7(3)
합계	205.1	64.4	41.5	31	21.7	27.4	26.4	25.7	27.1	24.1	16.5	12.6	523.5
(%)	(39)	(12)	(8)	(6)	(4)	(5)	(5)	(5)	(5)	(5)	(3)	(2)	(100)

출처: 이건세 등(2004)

병부담은 1조 5,533억 원, 직접비 5,699억 원, 간접비 9,834억 원 이었다.

윤석준 등의 연구에서는 심·뇌혈관 질환을 포함한 만성 질환의 경제적 질병부담을 2007년 건강보험공단 자료를 이용하여 추계하였다.[11] 비용 항목은 의료비, 직접 비의료비(교통비, 간병비), 간접 비용(생산성 손실 비용)을 적용하였고 발생률 접근법(incidence-based approach)을 이용한 총 사회경제적 비용은 고혈압성 심장 질환(hypertensive heart disease) 3조 8천억 원, 뇌졸중(cerebrovascular disease) 2조 4천억 원, 허혈성 심장 질환(ischemic heart disease) 9,200억 원, 류마티스성 심장 질환(rheumatic heart disease) 5,900억 원, 염증성 심장 질환(inflammatory heart disease) 4,720억 원이었다.

표 1-3. 국내 질병부담 연구 결과

연구	질병	ICD	비용 추정 연도	접근법	직접비	간접비	총 비용	항목
정영호 등, 2004	뇌혈관 질환		2001	유병률 접근법	4,672억 원	1조 3,079억 원	1조 7,750억 원	· 직접비: 진료비, 교통비, 간병비 · 간접비: 소득손실 및 작업 손실 비용 추계
	심장 질환				3,747억 원	1조 1,353억 원	1조 5,100억 원	
임승지 등, 2009	뇌졸중	ICD-10: I60-I69, G45	2005	유병률 접근법	1조 1,301억 원	2조 6,068억 원	3조 7,370억 원	· 직접비: 외래 및 입원진료비(응급 서비스 포함), 직접비의료비(교통비) · 간접비: 비공식적 간병 비용, 작업 손실 비용, 조기 사망 비용 · 장기요양시설 이용, 의료장비 구입 및 임대, 장애인에 대한 간병 비용 제외
	출혈성 뇌졸중	ICD-10: I60-I62			3,601억 원	9,638억 원	1조, 3,239억 원	
	어혈성 뇌졸중	ICD-10: I63			5,699억 원	9,834억 원	1조 5,533억 원	
Kim et al., 2008	암	ICD-10: C00-C97	2002	유병률 접근법	$ 1.9 billion	$ 7.5 billion	$ 9.4 billion	· 직접비: 직접의료비(입원, 외래, 약제비), 직접비의료비(교통비, 간병비, 보완대체요법사용비) · 간접비: 이환손실금, 사망손실금, 보호자의 시간 비용
김진희 등, 2009	암	ICD-10: C00-C97	2005	유병률 접근법	3조 3,340억 원	10조 7,400억 원	14조 1,000억 원	· 직접비: 직접의료비(입원, 외래 진료비, 비급여진료비), 직접비의료비(교통비, 간병비, 보완대체요법사용비) · 간접비: 이환손실금, 사망손실금, 보호자의 시간 비용

참고문헌

1. Murray CJL, Lopez AD. *Global health statistics: a compendium of incidence, prevalence and mortality setimates for over 200 conditions*. 2nd ed., Cambridge, MA: Harvard University Press, 1996.
2. Murray CJ, Salomon JA & Mathers CD. "A critical examination of summary measures of population health." *Bulletin of the WHO*. 2000, 78(8): 981-994.
3. Mathers CD, Ezzati AD, Lopez CJ, MurrayCJ, & Rodgers A. "Causal Decomposition of Summary Measures of Population Health." *In Summary Measures of Population Health: Concepts, Ethics, Measurement, and Applications*. ed. Murray CJ, Salomon JA, Mathers CD, & Lopez CJ. Geneva: World Health Organization, 2002.
4. Yoon SJ, Bae SC, Lee SI, Chang H, Jo HS, Sung JH, Park JH, Lee JY, Shin Y. "Measuring the burden of disease in Korea." *J Korean Med Sci.* 2007, 22(3), 518-523.
5. 신영수, 윤석준, 장혜정. 《질병부담 측정방법론 I》. 경문사, 2004.
6. World Health Organization. *Macroeconomics and health: investing in health for economic development*. Geneva: WHO, 2001.
7. 보건복지부, 질병관리본부. 《국민건강영양조사》. 2000.
8. Drummond MF, Sculpher MJ, Torrance GW, O'Brien BJ, Stoddart GL. *Methods for the Economic Evaluation of Health Care Programmes*. 3rd Ed., Oxford University Press, 2005.
9. 윤석준 외. 《한국인의 질병부담》. 환경부. 2005.
10. 윤석준 외. 《환경성 위해의 질병부담 평가 방안 마련에 관한 연구》. 환경부, 2009
11. 윤석준 외. 《주요 상병 질환의 경제적 부담 측정을 위한 계획 수립 및 방법론 정립을 위한 연구》. 질병관리본부, 2010.
12. 김희진, 함명일, 박은철 등. 〈2005년 암의 경제적 비용부담 추계〉. 《예방의학회지》. 2009, 42(3):190-198.
13. 임승지, 김한중, 남성모, 장후선, 장영화, 김세라, 강혜영. 〈건강보험 청구 자료를 이용한 우리나라 뇌졸중 환자의 사회경제적 비용 추계〉. 《예방의학회지》. 2009, 42(4): 251-260.

14. 정영호, 고숙자. 〈5대 사망 원인 질병의 사회, 경제적 비용추계〉. 《한국재정 공공경제학회 재정논집》. 2004, 18(2):77-83.
15. 조상헌, 김윤근, 손지웅, 이병재, 김우경, 이상록, 박재경, 민경업, 하미나. 〈한국 소아와 청소년의 비염 유병률에 관한 역학적 연구〉. 《천식 및 알레르기》. 1999, 19(3):452-458.
16. Chung W, Chun H, & Lee S. "Socioeconomic costs of alcohol drinking in Korea." *J Prev Med Public Health*. 2006, 39(1):21-29(Korean).
17. Kang HY, Kang DR, Jang YH, Park SE, Choi WJ, Moon SH, & Yang KH. "Estimating the economic burden of osteoporotic vertebral fracture among elderly Korean women." *J Prev Med Public Health*. 2008, 41(5):287-294(Korean).
18. Kang HY, Kim HJ, Park TK, Jee SH, Nam CM, & Park HW. "Economic burden of smoking in Korea." *Tob Control*. 2003, 12(1):37-44.
19. Kim SY, Kim SG, Park JH, & Park EC. "Costs of Initial cancer care and its affecting factors." *J Prev Med Public Health*. 2009, 42(4): 243-250.
20. Park C. Jang H, Kwon I, Kang D, Jung H. "Cost of illness study of asthma in Korea: Estimated from the Korea National Health Insurance Claims Database." *J Prev Med Public Health*. 2006, 39(5):397-403(Korean).
21. Park K, Lee JS, Kim Y, Kim YI, & Kim J. "The socioeconomic cost if injuries in south Korea." *J Prev Med Public Health*. 2009, 42:5-11.(Korean)
22. Champman KR, Mannino DM, Soriano JB, Vermeire PA, Buist AS, Thun MJ, Connel C, Jemal A, Lee TA, Miravitlles M, Aldington S & Beasley R. "Epidemiology and costs of chronic obstructive pulmonary disease." *Eur Respir J*. 2006, 27:188-207.
23. Saka O, McGuire A, Wolfe C. "Cost of stroke in the United Kingdom." *Age and Ageing*. 2009, 38:27-32.
24. Liu JL, Maniadakis N, Gray A, Rayner M. "The economic burden of coronary heart disease in the UK." *Heart*. 2002, 88(6):597-603.
25. 국민건강보험공단, 건강보험심사평가원. 《건강보험통계연보》. 2007.
26. 통계청. 《사망 원인통계》. 2008.
27. 국민건강보험공단. 《2006년도 건강보험 환자의 본인부담 진료비 실태조사》. 2007.
28. 건강보험심사평가원, 《의약품 경제성평가 지침 및 자료 작성요령》. 2006.

29. Chang SM, Cho SJ, Jeon HJ, Hahm BJ, Lee HJ, Park JI, et al. "Economic burden of schizophrenia in South Korea." *J Korean Med Sci*. 2008:18(2):77-104(Korean).
30. 백도명. 〈우리나라에서의 천식과 환경〉. 한국환경독성학회 2002년 춘계학술대회.

2. 질병부담 측정의 예

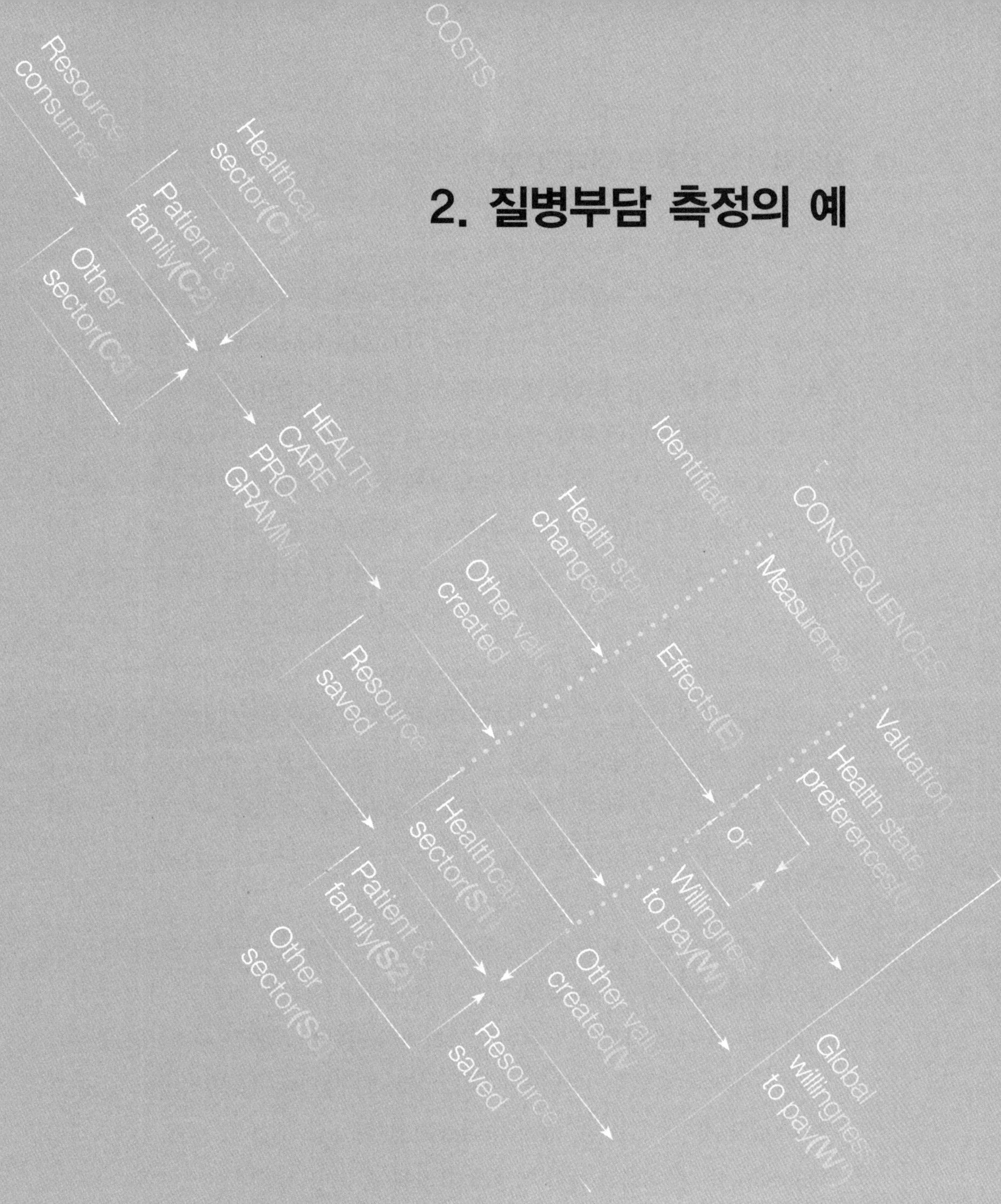

A. 심뇌혈관계 질환의 경제적 부담

질병관리본부에서 수행하고 있는 심뇌혈관 질환 등록 감시 시스템에서 정의한 심뇌혈관 질환은 3가지로 급성 심정지(Sudden Cardiac Death), 급성 심근경색증, 뇌졸중을 포함하고 있다. 이 중 급성 심정지는 증상 발생 후 1시간 이내의 의식 소실을 유발하면서 심장성 원인에 의해 발생하는 예측하지 못한 사망으로 정의하며 심장이 수축하지 않아 혈액 공급이 완전히 멎은 상태로 심정지가 3분 이상 지속되면 심각한 뇌손상을 가져오며, 5분 이상 산소 공급이 되지 않으면 사망에 이르게 되는 증상을 말한다. 급성 심근경색증은 심장근육에 혈액을 공급하는 혈관이 막혀서 심장 근육조직이 죽게 되는 질병으로 심장에 산소를 공급하는 혈관(관상동맥, coronary artery)이 동맥경화로 좁아지거나 혈전이 생성되어 발생하는 경우가 많다. 마지막으로 뇌졸중은 뇌에 있는 혈관이 막히거나 터져서 발생하는 병으로 뇌혈관이 막혀서 뇌가 혈액과 산소를 공급받지 못해 뇌세포가 죽게 되는 뇌경색, 뇌혈관이 터져 피가 흐르고 고여서 뇌손상이 오는 뇌출혈로 구분한다.

심뇌혈관 질환 관련 비용과 관련하여 경제적 질병부담 연구는 환자뿐만 아니라 사회에 부과되는 비용을 측정하기 위함이다. 이러한 의약학 경제 분석을 위해서는 몇 가지 핵심적인 측면을 고려해야 하는데 첫째는 유병률과 발생률 중 무엇을 기준으로 측정할 것인가이고, 둘째, 데이터는 '하향식(top-down)'으로 확보할 것인가, '상향식(bottom-up)'으로 확보할 것인가, 셋째, 간접-직접 비용에 대한 정의, 계산 등을 어떻게 고려해 줄 것인가에 대한 것이다.

질병의 유병률에 기초하여 경제적 질병부담을 측정할 경우, 통상 1년의 기간을 잡아, 해당 기간 동안 특정 질환을 치료하거나 예방하거나 재활 등의 활동을 위해 투입된 자원을 고려하는 것이나, 발병률에 기초한 연구의 경우, 해당 연도에 새로 발병된 대상자만을 대상으로 발병 초기에 사용된 자원을 측정하는 것이다.[22] 그러나 일반적으로, 1년간 해당 질병에 투입된 비용을 말할 경우, 유병률에 기초하여 질병 관리에 소요된 모든 비용을 측정하는바, 본 연구에서는 유병자 수에 기초하여 비용을 측정하였다.[22]

데이터 수집 과정의 경우, 먼저 국가 수준의 거시적 범위에서 전체 질환을 통합하고, 그 후 분리 과정을 진행하는 '하향식(top-down)' 방식이 있고, 미시적인 질병그룹을 각각 고려한 후, 최종적으로 국가 전체의 비용을 추계하는 '상향식(bottom-up)' 방식이 있다.

한편, 비용을 결정하는 과정에서 사용되는 변수로는 질환의 예방, 치료, 진단 및 재활에 사용된 비용을 측정하여 나온 직접 의료비가 있고, 질병으로 인한 생산성 손실 비용, 조기 사망으로 인한 생산성 손실 비용 등 기회비용으로서의 간접 의료비가 있다. 그러나 간접 의료비를 추계하는 과정은 논란의 여지가 있는데 대표적으로, 실제 노동시장에 통합되지 않은 어린이, 주부, 노인들에 대한 추정이 어렵기 때문이다.[22]

이러한 방식으로 측정된 질병의 경제적 비용추계는 대상 질병의 상대적 중요성과 심각성을 인식시켜 정책적 우선순위를 부여하는 데 중요한 역할을 한다. 또한 해당 질환을 치료하는 데 경제적 부담이 큰 의료 이용 영역을 파악하여 효율적인 치료 전략을 수립하게 하고, 치료 대안 간의 상대적 비용–효과성

그림 2-1. 급성기 뇌졸중 환자의 의료기관 이용도(단위: 명)

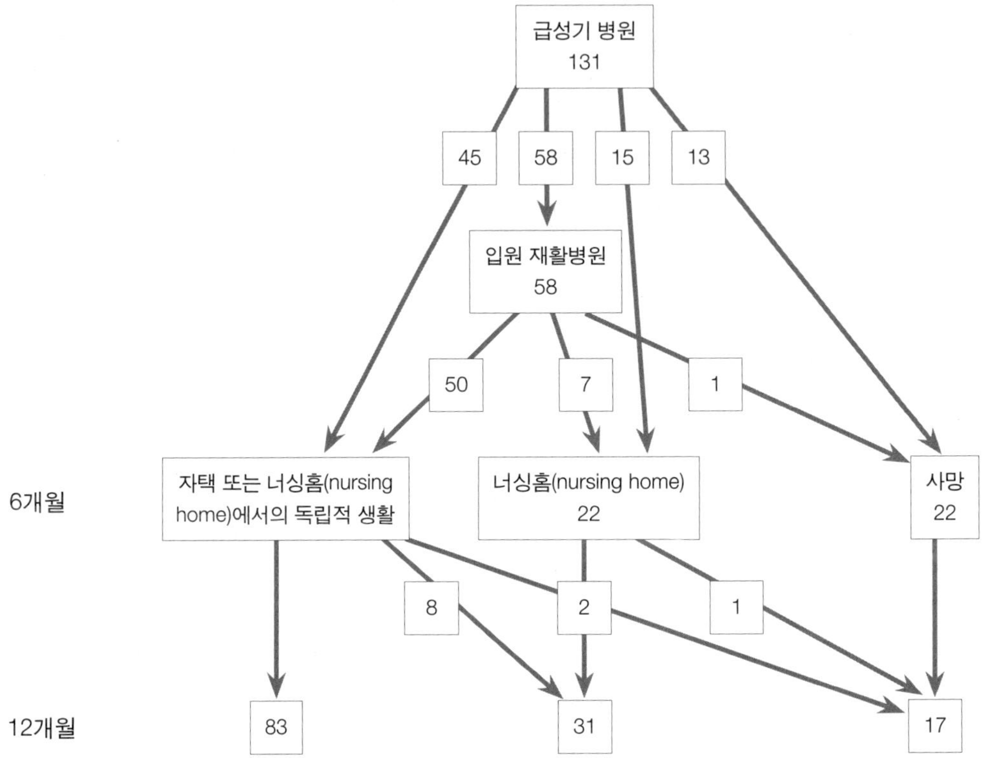

출처: Saka et al.(2009)

을 평가할 수 있는 기초 자료를 제공하는 역할을 한다.[17]

심뇌혈관 질환 비용 측정 연구 모형을 살펴보면 Saka et al.은 뇌졸중에 소요되는 경제적 질병부담을 〈그림 2-1〉과 같이 도식화하여 표현하였다.[23] 즉 뇌졸중으로 인해 전문병원에 방문하여 급성기 치료를 받은 환자 131명 중 45명은 독립적인 활동이 가능하여 자택 혹은 방문간호사의 간호를 받으며 치료를 받

그림 2-2. 뇌졸중 환자 의료비 이용 실태

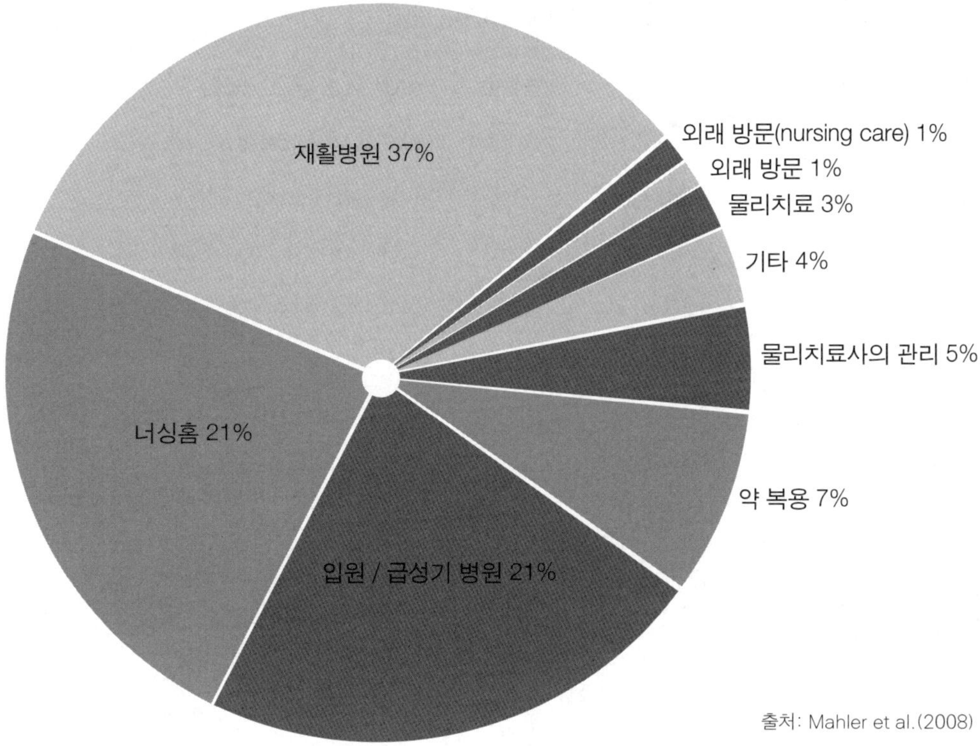

출처: Mahler et al.(2008)

게 되었고, 58명은 재활병원에 입원하여 그중 50명은 귀가하였으며 7명은 너싱홈(nursing home)에서 치료를 받게 되었고 1명은 사망하였다. 또한 131명의 환자 중 15명은 바로 너싱홈으로 입소하였고, 13명은 사망하였다. 즉, 뇌졸중 환자의 의료비는 크게 첫째, 재활에 필요한 비용, 둘째, 너싱홈 등에서의 장기 요양 비용, 셋째, 급성기 병원 이용 비용으로 구분할 수 있다.

Mahler et al.은 뇌졸중 이후 첫 1년간 사용되는 의료비의 사용처를 조사하

표 2-1. 영국의 질환별 경제적 질병부담 연구(1999년 물가 기준, £ million)

질병군	직접 비용	생산성 손실 또는 비공식적 비용	총 비용	자료원
관상동맥 질환	1730	5325	7055	Liu et al., 1999
허리 통증	1673	5143	6816	Maniadakis & Gray, 2000
류마티스성 관절염	969	1049	2018	McIntosh, 1996
알츠하이머	1993	0	1993	Gray & Fenn, 1993
하부기도 감염	1825	0	1825	Guest & Morris, 1996
뇌졸중	1655	0	1655	Dale, 1989
당뇨병	1304	0	1304	Laing & Williams, 1989
관절염	978	0	978	Wyles, 1992
다발성 경화증	85	452	536	Holmes et al., 1994
두통	45	378	424	Bosanquet & Zammit-Lucia, 1990
심부정맥 혈전증 및 폐색전	386	0	386	Griffin, 1996
우울증	366	0	366	Jonsson & Bebbington, 1994
인슐린 의존형 당뇨병	273	0	273	Gray et al., 1995
임상적 사지 허혈 질환	269	0	269	Hart & Guest, 1995
간질	235	0	235	Griffin & Wyles, 1991
전립선 비대증	134	21	155	Grummond et al., 1993

출처: Liu et al.(2002)

여 도식화하여 제시하였는데 이는 〈그림 2-2〉와 같다.[24] 이에 따르면 뇌졸중 환자가 가장 많은 비용을 지불하는 의료기관은 재활병원으로 전체 의료비의 37%를 지출하고 있고, 그 다음은 너싱홈과 급성기 병원으로 총 의료비의 21%에 달하는 금액을 지불하는 것으로 조사되었다.

경제적 질병부담 결과를 보면 비용 항목과 질병 정의가 다르기 때문에 국가 간 동일한 비교는 어려우나 영국에서 만성 심장 질환의 경제적 질병부담을 연구한 Liu et al.은 만성 심장 질환의 경제적 질병부담 결과와 다른 질환의 경제적 질병부담 결과를 비교·제시하여 각 질환별 사회·경제적 영향을 볼 수 있었다(표 2-1).[24]

1) 자료원

의료기관 이용 자료를 확보하기 위하여 국민건강보험공단에 2008년 1년간 해당 ICD-10 코드로 의료기관에 입원하거나 외래로 방문하여 발생한 보험청구 자료를 요청하였으며 해당 자료는 개인정보 보호를 위해 난수로 처리되어 활용되었다.

약제비 청구 정보를 확보하기 위하여 건강보험심사평가원에서 2008년 1년간 해당 ICD-10 코드로 의료기관에 입원하거나 외래로 방문하여 청구된 약제비를 기준으로 하여 분석하였다.

이때, 해당 질환과 관련 없는 약품들, 예를 들어 고혈압성 심장 질환자가 복용하는 소화제 등의 약품들은 심뇌혈관과 관련한 약제비에 포함시키는 것이

표 2-2. 해당 질환과 관련 약품의 분류번호

ICD-10 코드	약품 분류번호
I00-I99	210-219(심계, 고지혈증)
E10-E14	396(당뇨병)
J45-J46	222(천식)

부적절하다고 판단하였다. 따라서 자료를 청구할 때, 해당 ICD-10 코드와 함께 약품분류번호를 활용하여 해당 질환과 관련된 약품만을 구분하여 그 금액을 측정하였다.

경제적 비용을 측정하기 위해 본 연구에서는 유병률(prevalence rate)을 통해 2008년 한 해 동안 해당 질환으로 인해 사용된 의료자원을 계산하였다.

유병률을 구하기 위하여 2008년 한 해 동안, 해당 질환으로 동일 대상자가 의료 기관을 이용한 건수를 측정하였고, 이 해당자가 해당 질환으로 1년 동안 사용한 의료 비용을 합하여 경제적 질병부담을 계산하였다.

입원의 경우, 1회 입원 발생을 유병 건수로 보아 계산하였으나, 외래의 경우 과다청구 혹은 오류 등의 편향(bias)이 발생할 가능성이 있어 관찰 기간 동안 3회 이상 방문한 건수를 유병 건수로 보아 측정하였다. 유병률의 경우 질병 분류 체계와 연계하여 만성 질환 질병 분류 질병군의 질환 판정 결과를 바탕으로 산출하고, 연령 범주는 0–9세, 10–19세, 20–29세, 30–39세, 40–49세, 50–59세, 60–69세, 70–79세, 80–89세, 90세 이상으로 구분된 10세 단위 연령군에 대해서 남녀별로 산출하였으며, 기준인구는 2008년 연앙인구(年央人口) 수로 하였다.

본 연구에서는 심뇌혈관 질환의 사회경제적 비용을 사회적 관점에서 추계하

표 2-3. 비용 종류 및 구분

비용 항목			자료원
직접 비용	직접 의료비	외래 진료비	건강보험공단 청구 자료(2008)
		입원 진료비	건강보험공단 청구 자료(2008)
		비급여 진료비	건강보험 환자 본인부담 진료비 실태 조사 자료(2008)
		약제비	건강보험심사평가원 심사 자료(2008)
		보장구 구입 및 유지 비용	3개 재활병원 설문조사
	직접 비의료비	병원방문에 소요된 교통비	의료패널(2010)
간접 비용	생산성 손실	간병비	경제활동인구 조사(2008)
		입원으로 인한 생산성 손실	임금구조기본통계 조사(2008)
		사망으로 인한 생산성 손실	사망자료 원시조사(2010) 임금구조기본통계 조사(2008)

였다. 직접 비용을 구성하는 성분은 직접 의료비와 직접 비의료비가 있다. 질병 치료에 소요된 외래 및 입원 진료비와 식대, 상급병실 차액, 특진료 등을 포함한 비급여 진료비를 합한 '직접 의료비', 의료기관 이용을 위해 필연적으로 발생하는 교통비 및 간병비의 합으로 계산된 '직접 비의료비'가 직접 비용에 포함된다.

간접 비용은 의료 이용으로 인해 상실된 기회비용을 말하는 생산성 손실 비용과 조기 사망으로 인한 생산성 손실 비용을 합하여 추계하였다.

직접 의료비를 추정하는 과정에서 본 연구에서는 약제비와 보장구 구입 및 유지 비용을 고려하였다. 만성 질환의 특성상 병원에 방문하여 사용되는 비용 외에도 지속적으로 처방받아 복용해야 하는 약제비의 부담이 클 것으로 사료된바, 건상보험심사평가원에 의뢰하여 심뇌혈관 질환 관련 약제비 청구 자료로부터 해당 질환의 약제비를 추정하였다.

직접 비의료비를 추정하는 과정에서 본 연구에서는 '국민건강영양조사'의 조사 결과인 입원 환자 편도 교통비인 10,677원 및 외래 환자 2주간 평균 편도 교통비 86,000원(1일 6,143원)을 적용하지 않았다. 만성 질환의 경우 타 지역으로까지 이동하여 진료를 받는 경우가 드물다고 판단하였고, 따라서 해당 교통비는 과대계상될 수 있을 것이라고 사료되었기 때문이다. 따라서 2008년 심뇌혈관 경제적 질병부담에서 측정한 직접 비의료비 중 교통비의 경우 '2010년 한국의료패널(한국보건사회연구원, 2010)'에 따른 값인 입원 환자 왕복 교통비 7,597원 및 외래 환자 편도 교통비인 777원을 적용하여 추정하였다.

간접비 중 생산성 손실을 추정하는 과정에서 본 연구에서는 2007년의 추정 방식과 계산 방식은 같았으나 2007년 매월노동통계의 월 평균근로시간은 근로일수가 제시되어 있어 월 평균임금을 근로일수로 나누어 1일 평균임금을 구할 수 있었다. 그러나 2008년 매월 노동통계의 월 평균근로시간은 시간으로 제시되어 1일 평균임금을 구하기 위하여 해당 임금을 근로시간으로 나눈 후 8시간을 곱하여 추정하였다. 그러나 1일 8시간 노동시간 이외 발생하는 추가 근무시간에 대해 고려해 주지 못한바, 과소계상의 가능성은 존재할 것으로 사료된다. 한편, 본 연구에서는 사망자까지 파악하여 해당 사망자의 조기 사망 비용을 새롭게 추가하여 계상하였다.

2) 직접 비용

직접 의료비는 건강보험 급여액과 급여 본인 부담액의 합계인 총 심사결정 진료비와 비급여 본인 부담액으로 구성된다. 국민건강보험공단의 지급 실적 자료를 통해 동일 개인 식별 자료의 동일 질환에 대해 2008년 1년간 사용된 심사결정 진료비를 합하여 1건당 의료비를 계산하였다.

비급여 본인 부담액은 공단에서 구축한 비급여 비율 자료로 2008년 건강보험 환자 진료비 본인 부담금 실태조사를 실시한 결과를 활용하였다. 이 측정 결과는 개별 ICD-10 코드에 따라 측정되었으나, 본 연구에서는 전체 심뇌혈관 질환을 5개의 큰 질병군으로 분류하였는바, 비급여 비율을 적용하기 위하여 해당 질병군의 평균값을 측정하여 그 결과를 반영하였다(표 2-4).

표 2-4. 입원 비급여 본인 부담률

질병명	비급여 본인 부담률(%)	
	입원	외래
류마티스성 심장 질환	32.8	9.7
고혈압성 심장 질환	27.9	18.0
허혈성 심장 질환	25.2	24.4
뇌혈관 질환	20.5	20.7
염증성 심장 질환	29.3	40.2
당뇨병	14.0	12.8
천식	21.7	21.7

출처: 국민건강보험공단(2007) 및 국민건강보험공단 원시 자료

이 측정 결과 입원 및 외래 환자의 본인 부담액이 총 진료비에서 차지하는 비율은 류마티스성 심장 질환(입원 32.8%, 외래 9.7%), 고혈압성 심장 질환(27.9%, 18.0%), 허혈성 심장 질환(25.2%, 24.4%), 뇌혈관 질환(20.5%, 20.7%), 염증성 심장 질환(29.3%, 40.2%)으로 각각 측정되었다. 한편, 심뇌혈관 질환과 관련이 깊은 당뇨의 경우 입원으

로 인한 총 진료비의 14.0%가 비급여 진료비이고, 외래 이용으로 인한 총 진료비의 12.8%가 비급여 진료비인 것으로 측정되었다.

그러나 자료의 한계로 인하여 이 외의 질환에 대해서는 해당 비율을 요청하지 못하였기 때문에 국민건강보험공단에서 수행했던 연구 중 '2006년도 건강보험 환자의 본인 부담 진료비 실태 조사'의 연구 결과를 통해 한국인의 2006년 본인 부담의 평균값인 21.7%를 적용하였다).[27]

약제비는 건강보험심사평가원의 약제비 심사 자료를 바탕으로 개인 식별 자료의 심뇌혈관 질환자에 대해 2008년 1년간 약제비를 합하여 계산하였다.

보장구 구입 및 유지 비용은 3개의 재활병원(건국대학교 재활의학과 외래 환자, 여강재활병원, 부천 대성병원 재활병원)에서 환자 83명을 대상으로 하여 수행한 설문조사를 통해 보장구를 구입하고 유지하는 데 연간 사용되는 비용(뇌졸중 환자만 대상, 1년간 241,542원)을 조사하여 그 금액을 뇌졸중 유병자 수만큼 곱하여 해당 비용을 측정하였다.

$$\text{연간 직접 의료 비용}(\textit{Annual direct health care cost}) = \sum_{m=1}^{12} DHCm$$

$$DHC = \left[ICm + \frac{(ICm \times NBRi)}{(1-NBRi)} + IPCm \right] + \left[OCm + \frac{(OCm \times NBRo)}{(1-NBRo)} + OPCm \right] + RCm$$

DHC: 직접 의료 비용(direct healthcare cost)
IC: 입원 비용(inpatient cost)
NBRi: 본인 부담 비율(입원)〔Non-covered rate of inpatient〕

IPC: 입원 환자 약제비(inpatient pharmaceutical cost)
OC: 외래 비용(outpatient cost)
NBRo: 본인 부담 비율(외래)〔Non-covered rate of outpatient〕
OPC: 외래 환자 약제비(outpatient pharmacuetical cost)
RC: 보장구 구입 및 유지 비용(Rehabilitation aid cost)

직접 비의료비는 병원 방문 시 발생하는 교통비와 보호자의 간병에 따른 간병비를 합하였다(표 2-5).

의료기관 방문 시 발생한 교통비는 건강보험공단에 요청한 자료에서 2008년 의료기관에 입원한 건수와 외래 방문 일수에 왕복 교통비를 곱하여 계산하였다. 왕복 교통비는 2010년 한국의료패널의 원시 자료를 분석한 결과, 입원 환자 평균 왕복 교통비인 7,597원에 환자 및 간병인 2인의 교통비를 적용하였다.

한편, 외래 환자의 경우, 2010년 한국의료패널의 원시 자료를 분석한 결과 1회 외래 방문 편도 교통비인 777원을 적용하였고, 0–19세와 60세 이후에는 보호자가 동반하여 외래에 방문할 것으로 판단하여, 해당 연령대에만 2인의 교통비를 적용하였다. 의료패널 조사 자료는 2008년에 측정된 것으로 별다른 물가지수 보정이 필요하지 않는다고 판단된바, 해당 금액을 그대로 적용하였다.

표 2-5. 직접 비의료비 구성 종류

교통비	입원 환자 교통비	환자, 보호자
	외래 환자 교통비	20-60세: 환자(1인). 그 외 연령: 환자, 보호자(2인).
간병비	입원 환자 간병비	20-60세 여성 평균임금
	외래 환자 간병비	0-19세, 60세 이후 환자의 경우에 한함. 20-60세 여성 1일 평균 X 1/3

간병인 비용의 경우, 공식적으로 발표된 간병인 인건비가 없어, 비공식적인 간병비를 추계하였다. 우리나라의 경우, 입원의 경우 간병인을 사용하여 간병이 이루어지기보다는 20-60세 여성 가족 및 친척에 의해 이루어지는 문화적 특성을 고려해야 하기 때문이다. 그 결과, 총 입원 일수에 우리나라 20-50세 여성의 2005년 일 평균임금(56,809원)을 곱하였다. 그러나 해당 간병비는 2005년의 비용으로 본 연구의 기준년인 2008년에 적용하기 위하여 물가지수를 보정하였는데, 2005년 물가지수와 비교하여 2008년 증가된 물가지수인 114.8로 환산하여 계산하였다.

외래의 경우, 0-19세와 60세 이후에는 보호자가 동반하여 외래에 방문할 것으로 판단하여, 해당 연령대에는 입원의 경우와 마찬가지로 2005년 일 평균임금을 외래 총 방문일과 곱한 후 2008년 물가지수를 반영하여 계산하였다. 또한, 외래 방문시간을 하루 근로시간의 1/3로 보아 외래 방문일에 곱해 주었다.

$$Annual\ direct\ non-healthcare\ cost = \sum_{m=1}^{12} HCNm$$

$$\begin{aligned} NHC = & \sum_{ag=0}^{9}(\,TFi \times Fi,\, ag \times 2 \times 2\,) + \sum_{ag=0}^{1}(\,TFo \times Fo,\, ag \times 2 \times 2\,) + \\ & \sum_{ag=6}^{9}(\,TFo \times Fo,\, ag \times 2 \times 2\,) + \sum_{ag=2}^{5}(\,TFo \times Fo,\, ag \times 2\,) + \\ & \sum_{ag=0}^{9}(\,WC \times Fi,\, ag \times I_{2008/2005}\,) + \sum_{ag=0}^{1}(\,\mathrm{WC} \times Fo,\, ag \times I_{2008/2005} \times \frac{1}{3}\,) + \\ & \sum_{ag=6}^{9}(\,WC \times Fo,\, ag \times I_{2008/2005} \times \frac{1}{3}) \end{aligned}$$

NHC: 직접 비의료비(direct non-healthcare cost)
TFi: 편도 교통비(입원)〔One-way transportation fee of inpatient cost〕
Fi, ag: 입원 횟수/연령 집단(Frequency of inpatients per age group)
TFo: 편도 교통비(외래)〔One-way transportation fee of outpatient cost〕
Fo, ag: 외래 방문 횟수/연령 집단(Frequency of outpatients per age group)
WC: 간병비(Wage of caregivers)
$I_{2008/2005}$: 물가 환산지수(price index of 2008 per 2005)

3) 간접 비용

본 연구에서는 만성 질환으로 인한 작업 손실 비용을 합한 것으로 정의하며, 인적자본 접근법에 근거한 총생산손실계산방법에 의해 추계되었다.[8]

작업 손실 비용을 측정하기 위하여, 입원의 경우 '2008년 고용 형태별 근로 실태 조사〔(구) 임금구조기본통계조사〕'에서 제시하는 월 평균근로시간과 월 평균임금을 연령별로 적용하였다(표 2-6). 0–19세와 70세 이상의 경우 실제 경제활동에 참가하지 않을 것으로 판단한바, 20–69세까지의 대상자에서 생산성손실을 고려해 주었다.

표 2-6. 연령별 월 평균근로시간 및 평균임금

연령	월 평균근로시간 (단위: 시간)	월 평균임금 (단위: 천원)
20-29세	190	1,549
30-39세	188	2,217
40-49세	193	2,483
50-59세	200	2,379
60-69세	223	1,671

출처: 고용 형태별 근로 실태 조사(2008)

외래 방문의 경우, 평균 방문시간은 외래 평균 방문시간에 방문일수를 곱하여 계산하였다. 외래 평균 방문시간은 이동시간을 포함하여 3시간으로 추정하였고, 이 값을 근무시간의 1/3로 가정하여 적용하였다.

한편, 조기 사망으로 인한 생산성 손실은 사망 원인 통계에 따른 해당 질환의 사망자 수를 파악하여 해당 연령대별로 향후 가능한 소득에 대해 현재 가치로 환산하여 조기 사망에 따른 생산성 손실을 계산하였다.

사망 원인 통계는 가족관계의 등록 등에 관한 법률 제8조(사망신고와 그 기재사항) 및 통계법 지정통계 10154호의 법적 근거에 따라 국민의 정확한 사망 규모와 원인, 지리적 분포를 파악하여 인구 및 보건복지 정책 수립을 위한 기초 자료를 제공하기 위하여 매년 사망신고서 자료(사망자 주소, 사망자 생년월일, 사망 연월일, 사망 장소, 사망 당시 직업, 혼인 상태, 교육 정도, 사망 원인 등)와 사망 관련 행정 자료를 사용하여 조사된다. 사망 원인은 '한국표준질병사인분류(제4차)'에 따라 1만 2천 개 코드로 분류하여 신고하도록 하였고, 이 코드를 바탕으로 해당 사인에 따른 연령별, 남녀별 사망자 수를 구분하였다.

위 과정을 모두 거친 자료는 만성 질환 경제적 질병부담을 위한 질병 분류 체계와 연계하여 질병 분류 질병군의 질환 판정 결과를 바탕으로 사망자 수를 산출하고, 연령 범주는 0–9세, 10–19세, 20–29세, 30–39세, 40–49세, 50–59세, 60–69세, 70–79세, 80–89세, 90세 이상으로 구분된 10세 단위 연령군에 대해서 남녀별로 산출하였고, 기준인구는 2008년 연앙인구수로 하였다. 그리고 이 역시 '2008년 고용 형태별 근로 실태 조사〔(구) 임금구조기본통계조사〕'에서 제시하는 월 평균근로시간과 월 평균임금을 연령별로 적용하였다(표 2-6). 0–19세와 70세 이상의 경우 실제 경제활동에 참가하지 않을 것으로 판단한바, 20–69세까지의 대상자에서 조기 사망에 따른 생산성 손실을 고려해 주었다.

이때, 이자율에 대한 보정을 해 주어야 하는데, 상법상 현재 투자금액에 대한 미래가치를 예측할 때, 이자율은 2할(20%)로 한다고 명시되었으나, 본 연구에서는 기존 경제성 평가연구에서 적용해 왔던 바대로 3%의 할인율을 적용하였다.

$$Annual\ indirect\ cost = \sum_{m=1}^{12} IDCm$$

$$IDC = \sum_{ag=2}^{6}(A\ Wag \times Fi,ag) + \sum_{ag=2}^{6}(A\ Wag \times Fo,ag \times \frac{1}{3}) + \sum_{ag=0}^{6}(P\ A\ Wag \times Fd,ag)$$

IDC: 간접 비용(Indirect cost)
A Wag: 특정 연령 집단 평균임금(Average wage on a certain age group)
Fi, ag: 입원 횟수/연령 집단(Frequency of inpatients per age group)
Fo, ag: 외래 방문 횟수/연령 집단(Frequency of outpatients per age group)
P A Wag: 특정 연령 집단 평균임금의 현재 가치(Present value of averaged wage on a certain age group)
Fd, ag: 사망자 수/연령 집단(Frequency of dead people per age group)

연구 결과, 2008년 한국인의 심뇌혈관 질환의 경제적 질병부담은 뇌혈관 질환(Cerebrovascular disease: 4조 6천억 원), 고혈압성 심장 질환(Hypertensive heart disease: 3조 6천억 원), 당뇨병(Diabetes mellitus: 2조 8천억 원), 허혈성 심장 질환(Ischemic heart disease: 2조 2천억 원), 염증성 심장 질환(Inflammatory heart disease: 1,800억 원), 류마티스성 심장 질환(Rheumatic heart disease: 700억 원) 순으로 계산되었다.

외래 및 입원 진료비, 약제비, 보장구 구입과 관련된 총 의료비의 크기를 살펴보면, 고혈압성 심장 질환이 2조 원으로 그 비중이 가장 높았으며, 뇌혈관 질

표 2-7. 2008년 심뇌혈관 질환의 경제적 질병부담(단위: 억 원)

질환 유형	총 의료비	총 비의료비	간접비	총 비용
당뇨병	11,531	3,372	13,117	28,020
류마티스성 심장 질환	403	49	290	743
고혈압성 심장 질환	20,450	6,646	9,252	36,350
허혈성 심장 질환	9,291	940	12,612	22,843
뇌혈관 질환	16,724	5,949	23,605	46,278
염증성 심장 질환	451	73	1,347	1,872

환(1조 6천억 원), 당뇨병(1조 2천억 원), 허혈성 심장 질환(1조 2천억 원)이 그 뒤를 이었다.

심뇌혈관 질환 중에서 총 경제적 질병부담 대비 총 의료비의 비중이 가장 높은 질환은 고혈압성 심장 질환(56.3%)으로 측정되었고, 류마티스성 심장 질환(54.3%), 당뇨병(41.2%), 허혈성 심장 질환(40.7%), 뇌혈관 질환(36.1%), 염증성 심장 질환(24.1%)이 그 뒤를 이었다.

총 비의료비에 해당하는 교통비와 간병비의 합을 계산한 결과 총 의료비와 마찬가지로 고혈압성 심장 질환의 비중이 6천억 원으로 가장 높았으며, 뇌혈관 질환(5,900억 원), 당뇨병(3,300억 원) 순으로 계산되었다.

조기 사망과 작업 손실로 인한 생산성 손실을 측정한 간접비의 비중은 뇌혈관 질환에서 2조 4천억 원으로 측정되었고, 이것은 두 번째로 큰 수치를 나타낸 당뇨의 간접비인 1조 3천억 원과 그 다음으로 큰 금액인 허혈성 심장 질환의

표 2-8. 심뇌혈관 질환의 경제적 질병부담 연도별 비교(단위: 억 원)

질병명	2007년				2008년			
	총 의료비*	총 비의료비	간접비	총 비용	총 의료비*	총 비의료비	간접비	총 비용
당뇨병	4,221	3,361	12,943	20,524	4,516	3,372	13,117	21,005
류마티스성 심장 질환	287	62	286	635	341	49	290	680
고혈압성 심장 질환	5,736	5,849	9,229	20,814	6,797	6,646	9,252	22,696
허혈성 심장 질환	5,307	906	12,563	18,776	6,492	940	12,612	20,044
뇌혈관 질환	10,245	5,875	23,255	39,375	13,432	5,949	23,605	42,986
염증성 심장 질환	247	66	1,295	1,607	392	73	1,347	1,813

*약제비 제외

1조 2천억 원에 비해 거의 두 배에 가까운 수치이다.

총 경제적 질병부담 대비 간접비의 비율을 살펴보면 염증성 심장 질환이 72.0%로 가장 높았고, 허혈성 심장 질환(55.2%), 뇌혈관성 질환(51.0%), 당뇨(46.8%), 류마티스성 심장 질환(39.0%)순으로 나타났다. 고혈압성 심장 질환은 총 경제적 질병부담 대비 간접비의 비율이 25.5%로 측정되었다.

한편, 본 연구진에서 2007년 측정하였던 주요 상병 질환의 경제적 질병부담 측정 결과 중 본 연구의 대상 질환에 포함되는 심뇌혈관 질환을 선택하여 2008년에 적용한 방법론을 적용하여 재계산한 값을 비교한 결과는 위의 〈표 2-8〉과 같다.

전반적으로 총 의료비뿐만 아니라 전체 비용이 약간씩 증가하는 것으로 측정되었으며, 그중 가장 급증세를 보이는 질환은 뇌혈관 질환(약 3천억 원), 고혈압성 심장 질환(약 1천억 원), 허혈성 심장 질환(약 1천억 원) 등으로 나타났다.

B. 환경성 질환의 부담(K-EBoD)

환경오염 물질이 인간에게 미치는 영향에 대한 관련성이 밝혀지고 있고, 그에 대한 사회적 관심도 높아지면서 환경오염과 질병 간의 관계를 밝히고자 하는 노력이 증가하고 있다. 이러한 상황에서 2000년 WHO(세계보건기구)는 전 세계의 질병부담을 발표하면서 환경성 위해의 13가지 위험요인으로 대기오염(outdoor air pollution), 실내 공기 오염(indoor air pollution), 수질오염(water, sanitation, and hygiene), 기후 변화 요인(climate change), 직업 관련 요인(occupation) 및 위험요인, 소음(noise), 기타 가정 내 위험요소(other housing risk), 화학물질, 야외 활동(recreational environment), 토양 사용 및 건축환경(land use and built environment), 기타 지역사회 위험요인(other community risks), 방사선을 제시하였다.[53,54]

이러한 환경성 위해에 따른 질병부담 측정 연구에 대해서 국제적으로 다양한 연구가 선행된 바 있는데, 이 방법론이나 결과값의 유용성에 대한 연구가 수행되었을 뿐 아니라,[39] 도심 지역의 대기오염을 실제 측정한 연구,[38] PM2.5농도를 측정하여 노출분율을 통한 질병부담을 측정한 연구[38] 등 실제 오염 수준을 측정하여 연구가 수행되었다. 그리고, 수질오염으로 인한 질병부담,[50] 기후변화로 인한 질병부담[36,45] 등 다양한 위험요인으로 인한 질병부담을 측정한 연구도 선행되었다. 이러한 연구는 대상자를 지역별 및 연령별로 구분하여 특정 집단을 대상으로 진행되기도 했는데, 개발도상국을 대상으로 한 연구[40,41,46]와 아동 및 성인을 대상으로 한 연구[52] 등이 있다.

국내 연구의 경우, 이경호 등[31]은 환경오염 물질(PAHs)에의 노출과 그에 따른 영향력을 발표하였고, 정종학 등[32]는 광산 지역 주민들의 건강 상태를 조사한 연구를 발표하였으며, 백도명[30]은 보건복지부 발주 연구 용역을 통해 대기오염 및 실내 공기 오염과 천식과의 연관성을 조사하였다. 그러나 국내 연구는 환경 오염 물질과 건강 상태의 관련성을 밝히는 데서 그치거나, 종속변수를 유병률이나 발병률로 하여 질병의 양상에만 초점을 맞추었을 뿐, 이를 정량적으로 분석하여 질병부담을 측정한 연구는 전무한 상태이다.

WHO는 GBD(Global Burden of Disease) 연구를 위한 방법론을 개발하여 질병부담을 측정하는 데 사용할 수 있도록 제안하였는데, 이에 따른 질병부담 측정지표에 대해 살펴보면 DALY(Disability Adjusted Life Year), HeaLY(Health adjusted Life Year), DFLE(Disability Free Life Expectancy), HALE(Health Adjusted Life Expectancy), DALE(Disability Adjusted Life Expectancy) 등이 있다.[47]

위에 언급한 다양한 질병부담 측정지표 중 본 연구에서는 한국의 국민건강을 반영한 실제 측정 자료를 바탕으로 국내의 환경 위험인자들과 그로 인한 질병의 DALY값을 살펴보고, 질병부담 측정의 정량화 과정을 통해 환경오염이 건강 상태에 미치는 영향력을 살펴보고자 한다. 이 연구에서는 Valent et al.[52]의 연구에서 주요 환경성 위험인자로 언급한 실내 공기 오염, 실외 공기 오염, 수질 오염, 직업적 요인(위험물질 노출과 외상을 포함하였음)과 함께, 최근 관심이 높아져 다양한 연구가 진행되고 있는 기후 변화를 포함하여 환경성 질병부담을 측정할 것이다.[36,45] 또한 WHO의 EBD 측정 시 사용된 위험인자인 소음(noise), 기타 가정 내 위험요소(other housing risk), 화학물질, 야외 활동(recreational environment), 토양 사용 및 건축환경(land use and built environment), 기타 지역사회 위험요인(other community risks), 방사선까지 포함하여 한국인의 환경성 질병부담을 측정할 것이다.

한국의 환경성 위험으로 인한 질병부담을 측정하기 위해 4단계에 걸쳐 자료를 가공하였다. 첫째로 환경성 위험으로 인해 발생 가능한 질환을 분류하고, 해당 질환의 원인이 되는 13가지 위험인자를 함께 정의하였다. 둘째로 1단계에서 정의한 위험인자가 해당 질환에 미치는 영향이 어느 수준인지 기여위험도를 결정하였다. 셋째 단계로 각종 질병과 관련한 역학지표 산출(예를 들어, 발생률, 치명률, 생존율 등) 후 이 자료들을 바탕으로 DALY값을 산출해 내었다.

Step 1: 환경성 질환 및 위험인자 결정

환경성 질환을 결정하기 위해 5가지 환경 위험요인으로 인해 발병 가능성이 있는 질환을 27가지 질환군으로 구분하였다. 〈표 2-9〉, 〈표 2-10〉, 〈표 2-11〉에 따르면, 각 위험인자에 노출됨으로 인해 발병하는 질병을 구분하였는데, 이러한 분류는 WHO에서 제시한 질환 분류와 일치한다.[53] 이 질병군은 ICD-10 코드를 사용하여 구분하였다.

위험인자를 측정함에 있어, Valent et al.에서 주요 환경성 위험인자로 정하여 측정한 4가지 요소(실내 공기 오염, 실외 공기 오염, 수질 오염, 직업적 요인)와 더불어, 최근 영향력이 급증하고 있는 기후변화까지 포함하였다.[52] 이 5가지 위험인자 외에도 소음(noise), 기타 가정 내 위험요소(other housing risk), 화학물질, 야외 활동(recreational environment), 토양 사용 및 건축환경(land use and built environment), 기타 지역사회 위험요인(other community risks), 방사선을 포함하여 해당 위험인자로 인해 발병되는 질환과 함께 그 관련성을 살펴보았다.

Step 2: 기여위험도 결정

위 13가지 위험인자에 노출되었을 때 각 질병의 발병에 어느 정도 영향을 미치는지를 파악하기 위해 특정 위험요인에 대한 관련 질환의 기여위험도(PAF)를 구하였다. 본 연구[34]에서는 국내에서 노출 수준을 측정하여 발표하는 대기오염(PM10)과 수질오염(상수도 보급률)의 경우, 국내의 자료를 바탕으로 기여위험도를 측정하였고, 그러한 자료가 구축되어 있지 않아, 노출 수준을 파악하기가 힘든 실내 공기 오염, 직업 관련 요인 및 기후변화, 소음(noise), 기타 가정 내 위험요소(other housing risk), 화학물질, 야외 활동(recreational environment), 토양 사용 및 건축환경(land use and built environment), 기타 지역사회 위험요인(other community risks), 방사선의 경우 WHO에서 제시한 PAF값을 이용하였다.[54]

대기오염으로 인한 기여위험도를 산출하기 위해, 환경부 산하 국립환경과학원에서 실시한 대기 측정 자료 중 지역별 PM10 농도를 사용하여 노출인구를 파악하였고,[34] 문헌 검색을 통해 제시되는 상대위험도 중 우리나라의 현실에

표 2-9. PM10 관련 질환의 기여위험도

질환	PAF
미숙아(Leem et al., 2000)	0.0679
폐암(Abbey et al., 1999)	male 0.6837/female 0.2057
만성 폐쇄성 폐질환(Wong et al., 2002)	0.3024
천식(Lipsett et al., 1997)	0.1319
허혈성 심장 질환(Wong et al., 2002)	0.3265
폐렴(Schwartz et al., 1999)	0.1340

적용 가능한 상대위험도를 선택하여 PAF값을 구하였다. 문헌을 검색하는 과정에서 해당 질환과 PM10 수준과의 관계를 규명한 논문들은 〈표 2-9〉에 제시하였다. Leem et al.[43]은 PM10으로 인해 미숙아가 탄생할 상대위험도를 1.33으로 제시하였고, Abbey et al.[35]은 폐암의 발병과의 관계를 규명함에 있어 성별을 구분하여 남자는 3.36, 여자는 1.33의 상대위험도 값을 제시하였다. Wong et al.[56]은 홍콩인을 대상으로 한 연구에서 PM10과 만성 폐쇄성 폐질환(COPD) 발병과의 관련 정도를 1.02로 제시하였고, Lipsett et al.[44]은 천식 발병과의 관련성을 1.11로 도출하였다. 허혈성 심장 질환과 관련해서 Wong et al.[56]은 상대위험도를 1.01로 제시하였고, Schwartz et al.[51]은 해당 연구를 통해 PM10으로 인해 폐렴이 발병할 가능성을 상대위험도 1.19의 수준으로 보고하였다. 이 기여위험도를 통해 도출한 PAF값은 〈표 2-9〉와 같다.

수질오염에 의한 기여위험도를 산출하기 위해서 우리나라의 상수도 보급률을 적용하여 노출 수준을 파악하였는데, 2007년 12월 현재 우리나라의 상수도 보급률은 92.1%이었다.[34] 수질오염을 정의하기 위해 본 연구에서는 WHO

표 2-10. 수질 오염 관련 질환 및 기여위험도

위험요인	질환 및 기여위험도	
	질환	기여위험도
수질 오염	설사	86%
	영양실조	50%
	장내 선충 감염	100%
	주혈흡충증	100%
	과립성 결막염	100%
	림프성 사상충증	82%
	회선 사상충증	10%
	뎅기열	95%
	일본뇌염	95%

의 구분 방식을 따랐다.[55] 이에 따르면 수질 및 위생과 관련된 위험은 크게 물 공급 및 위생(water supply, sanitation and hygiene), 수자원 관리(water resource management), 물과 관련된 환경안전(safety of water environment)의 범주로 나누어 볼 수 있고, 이에 따른 9개 질환은 〈표 2-10〉과 같다. 본 연구에서는 설사 질환의 경우 시나리오에 기초한 방법론(scenario-based approach)에 따라 우리나라의 상수도 보급률을 WHO가 문헌연구를 통해 제시한 상대위험도에 적용하여 PAF값을 산출하였다. 그 결과, 수질오염으로 인한 설사 질환 발병에의 기여위험도는 86%로 계산되었다. 그 외의 질환은 WHO에서 제시한 서태평양 지역의 선진국 기여위험도를 사용하여 적용하였다.[54] PAF값으로 제시된 결과는 〈표 2-10〉에 나와 있다.

이 외의 환경성 위험요인에 대한 PAF값에 대해서 본 연구에서는 WHO에서 제시한 지역별 PAF값 중 서태평양 지역의 선진국의 PAF값을 선택하여 사용하였다〔WHO(2006)에서는 한국을 서태평양 지역 개발도상국으로 분류하여 환경성 질병부담을 측정한 바 있다〕.[54] 우리나라가 개발도상국인가, 혹은 선진국인가에 대해 많은 논란이 있으며, OECD(2008)에 따르면 경제 규모의 경우 전 세계 30개 회원국 중 10위이나, 지니계수(Gini's coefficient)로 보는 소득불

표 2-11. 위험인자의 질환별 기여위험도

위험인자	질병	서태평양 지역 선진국 기여위험도(95%신뢰구간)
실내 공기 오염	호흡기계 감염(RI)	lower: 0.20(0.15-0.25) upper: 0.12(0.05-0.18)
	주산기 상태(Perinatal conditions)	0.06(0.02-0.10)
	폐암(Lung cancer)	male : 0.30(0.06-0.55) female: 0.30(0.06-0.55)
	백내장(Cataracts)	0.07(0.05-0.10)
	만성 폐쇄성 폐질환(COPD)	male: 0.27(0.19-0.35) female: 0.09(0.06-0.12)
	천식(Asthma)	0.44(0.26-0.53)
기후변화	설사 질환(Diarrhoea)	0.90(0.75-0.98)
	말라리아(Malaria)	0.40(0.34-0.46)
	뎅기열(Dengue)	0.95(0.90-0.99)
직업적 요소	폐암	0.18
	만성 폐쇄성 폐질환	0.0292
	천식	0.1210
	심혈관계 질환(Cardiovascular disease)	0.1230
	결핵(TB)	0.19
	백내장	0.07
	기타 비의도적 손상(Other unintentional injuries)	0.081
	신경계 질환(Neuropsychiatric disorder)	0.0052
	기타 암(Other cancer)	0.02
	근골격계 질환(Musculoskelectal disease)	male: 0.17 female: 0.20
	성병(STDs)	0.23
	면역 결핍성 바이러스(HIV)	0.08
	B, C형 간염(Hepatitis B, C)	0.23
	선천성 기형(Congenital abnomalies)	0.23
	추락(Falls)	0.12
	익사(Drowning)	0.12
	교통사고(Road traffic injuries)	0.0102
기타 가정 내 위험	기타 비의도적 손상	0.081
	추락	0.12
	폭력(Violence)	0.16
화학물질	선천성 기형	0.23
	독성 노출(Poisonings)	0.71
	자살(Suicide)	0.0014
야외활동	기타 비의도적 손상	0.081
	익사	0.12
토양 사용 및 건축환경	기타 비의도적 손상	0.081
	교통사고	0.1598
수자원 관리	말라리아	0.4
기타 지역사회 위험요인	기타 비의도적 손상	0.081
	추락	0.12
방사선	기타 비의도적 손상	0.081
	선천성 기형	0.23

평등은 17위, 국민 평균소득은 20위에 랭크되어 있어 정확한 판단을 내리기는 어렵다.[49] 그러나 WHO의 개발도상국과 선진국을 구분하기 위한 기준으로 사용되는 기준이 5세 미만 사망률과 성인 사망률임을 보았을 때, 우리나라의 5세 미만 사망률(6/1000)은 서태평양 지역의 선진국으로 분류된 일본(4/1000), 뉴질랜드(6/1000), 싱가포르(3/1000)와 비교하여 큰 차이를 보이지 않고 있다. 그래서 본 연구에서는 우리나라를 서태평양 지역(Western-pacific region)의 선진국으로 분류하여 기여위험도를 적용하였다. 위 가정에 따른 각 위험인자의 질환별 PAF값은 〈표 2-11〉과 같다.

Step 3: 환경성 질병부담 측정

특정 위험인자에 의한 발병과 사망으로 인한 부담(burden of disease)은 인구 노출 수준, 질병의 발병률, 발병 연령, 유병 기간 및 장애별 가중치를 통해 도출할 수 있다.[48] 이 자료를 통해 DALY를 구할 수 있는데, DALY는 조기 사망으로 인한 질병부담(YLL)과 상병으로 인한 질병부담(YLD)을 더하여 구한 값이다. 본 연구에서는 WHO 표준으로 제시된 시간가치에 따른 할인율과 연령별 가중치를 적용하여 비교 가능성을 고려하였다.

이를 통해 산출된 DALY값에 각 위험인자의 질환별 PAF값을 곱하여 환경성 위험인자로 인한 각 질병의 질병부담을 산출하였다.

한편, 질병부담을 측정하기 위해 필요한 발생률(incidence rate)을 측정하기 위해 건강보험심사평가원에 의뢰하여 2007년에 의료 이용을 하여 보험청구를 한 사람들을 대상으로 2004–2006년에 동일 질환으로 진단을 받은 사람을 제외한 후, 해당자를 진단명별로 구분하여 발병자 수를 파악하였다. 3년간 발병 기록이 없다면 새로 발병한 경우로 파악해도 무방하다는 조작적 정의와 관련하여 Yoon et al.의 연구에서 검증된 바 있어 이 기준을 적용하였다.[57]

특히 만성적인 특성을 지닌 질환(예: 천식, 만성 폐쇄성 폐질환, 설사 질환)의 경우 외래 방문을 통한 최초 치료가 빈번할 것으로 판단하여 해당 질환은 외래 기록을 통한 발병률도 함께 고려하였다. 이때, 유병 기간이 긴 천식과 만성 폐쇄성 폐질환의 경우, 입원 자료에서와 같이 2004–2006년에 외래 방문 자료가 없다가 2007년에 외래에 3회 이상 방문한 경우를 발생률 측정 대상자로 포함하였고, 유병 기간이 짧은 설사 질환의 경우 2007년 당해 연도에 3회 이상 방문한 경우를 발생률 측정 대상자로 포함하였다.

사망 원인 자료의 경우, 2007년의 사망 원인 통계 자료를 바탕으로 ICD-10 코드로 작성된 사망 원인을 연령 및 성별로 구분하여 해당자 수를 파악하였다.

외상 자료의 경우, 질병관리본부의 손상 연구 결과에서 작성한 원시 자료를 바탕으로 외상으로 인한 사망자 수와 발생자 수를 연령 및 성별로 구분하여 파악하였다.[33] 그러나 각종 환경성 위험요인에 노출된 시기, 사망 시기, 발생 시기 등 모든 자료의 기준을 2007년으로 하였기 때문에 2005년 자료를 손상 자료로 사용하게 되면 시간지연(time lag)의 문제가 발생할 수 있다. 그렇지만 2007년에 진행된 손상 연구가 없는바, 위 자료를 이용하였다.

질병부담 측정을 위한 자료는 SAS 통계 프로그램을 사용하여 정리하였고, 빈도 분석을 통해 기본 자료를 구축하였다. 또한 WHO에서 제공하는 소프트웨

그림 2-3. 위험인자별 YLD와 YLL의 구성비

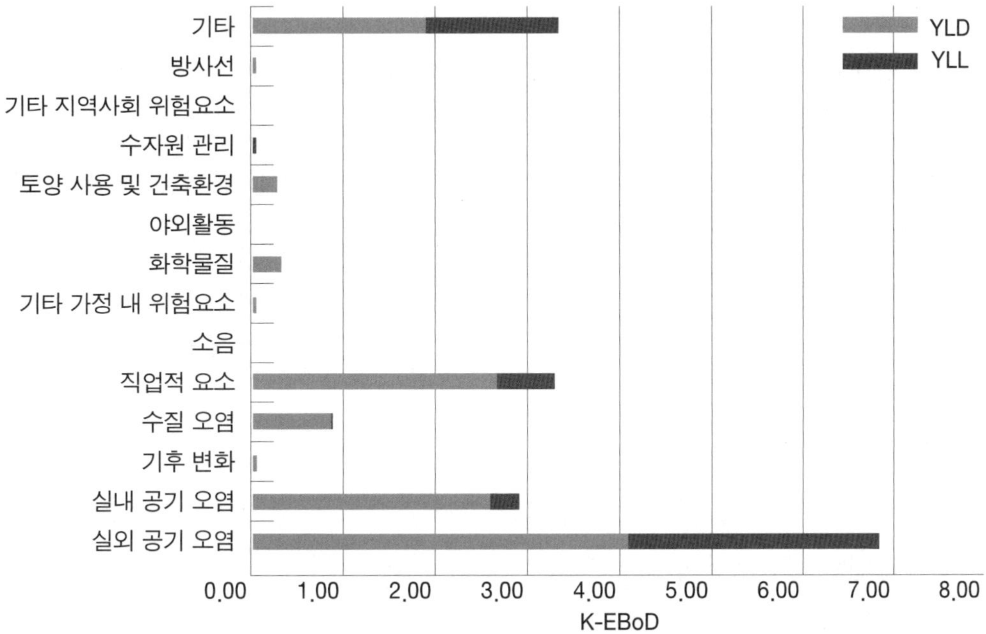

어인 DISMOD II를 통해 질병 이환 기간과 평균 발생 연령을 산출하여 DALY를 계산하는 데 필요한 자료로 사용하였다.

앞서 언급한 3단계 과정을 거쳐 구축한 자료원을 바탕으로 하여 DALY를 측정하고 해당값에 환경성 위험인자의 PAF를 곱하여 환경성 질환의 질병부담을 구한 결과는 다음과 같다. 이 측정 결과는 '한국의 환경성 질병부담(Korea-Environmental Burden of Disease: K-EBoD)'이라 칭한다.

〈그림 2-3〉에 따르면 총 K-EBoD값은 17.98로 나타났고, 이 중 가장 큰 비중을 차지하는 위험인자는 대기오염으로 그 값은 6.89이다. 그 다음의 비중

을 차지하는 위험인자는 직업상 위험요소로 그 값은 3.29이며, 실내 공기 오염의 질병부담 값은 2.91이다. 실내 및 실외 공기 오염 전체를 합할 경우, 9.80DALY/1,000명으로 전체 환경성 질병부담 값의 절반 이상을 차지한다.

질병을 기준으로 질병부담을 살펴본다면, 만성 폐쇄성 폐질환, 폐암 및 천식의 질병부담이 각각 4.07, 3.16, 1.96으로 환경성 질병부담을 차지하는데, 이 질환은 호흡기와 관련한 질환으로, 위험인자 중 질병부담에 가장 큰 비중을 차지하는 부분이 대기오염과 실내 공기 오염임을 감안했을 때, 당연한 결과라 파악된다.

YLL이 큰 비중을 차지하는 질환은 그러지 않은 질환보다 상대적으로 사망으로 인한 질병부담이 큰 것으로, 치명률이 높은 질환이라고 볼 수 있다. 대기오염의 경우, YLD는 4.12(DALY/1,000명)이고 YLL은 2.77(DALY/1,000명)이고, 실내 공기 오염의 경우, YLD는 2.58(DALY/1,000명), YLL은 0.33(DALY/1,000명), 직업적 위험요인에 따른 DALY값은 YLD 2.66(DALY/1,000명), YLL 0.63(DALY/1,000명)으로 구성되었다.

실내 공기 오염과 직업적 위험요인에 따른 질병부담은 그 값에 있어서 큰 차이는 없으나(실내 공기 오염: 2.91, 직업적 요소: 3.29) 직업적 위험요인에 따른 질병부담의 경우 조기 사망으로 인한 질병부담 값이 상대적으로 크기 때문에, 좀더 치명적인 위험인자라고 볼 수 있다.

본 연구를 통해 한국의 환경성 위험인자로 인해 야기되는 질환과 그 질환의 질병부담을 구하여 환경성 질병부담을 측정하였다. 이를 측정하기 위해 사용한 지표는 DALY/1,000명으로 조기 사망으로 인해 소모된 기간과 장애를 가지고 살게 되는 기간을 합하여 구한 값이다. 기본단위를 1,000명으로 제시한 이유는 WHO에서 측정한 값을 국제 비교하기 위해서이다.

연구 결과에 따르면 호흡기와 관련한 질환이 큰 비중을 차지하였다. 호흡기계 질환의 원인은 대부분 대기오염에서 찾을 수 있는데, 대기오염의 특성상 노출을 차단하기가 어렵고, 이는 산성비로 이어져 토양의 산성화 및 수질오염에도 영향을 미칠 뿐만 아니라, 온난화로 인한 기후변화까지도 고려해야 하기 때문에, 그 영향력이 실로 방대하다. 그렇기 때문에, 대기오염 방지는 가장 중요한 역할을 담당하는 분야라고 사료된다. 또한 남성 흡연율이 급격하게 증가하고 있고 이는 실내 공기 오염에서 가장 큰 부분을 차지하는 위험인자이기 때문에 금연과 관련한 각종 보건의료 중재가 다양하게 개입되어야 할 것으로 사료된다.

대기오염의 위험인자에서 큰 비중을 차지하고 있는 만성 폐쇄성 폐질환이나 천식의 경우, YLD값이 각각 3.73(4.07 DALY/1,000명 중), 1.85(1.96 DALY/1,000명)를 차지하고 있다. 즉, 해당 질환으로 인해 사망하여 발생하는 질병부담보다 장애를 가지고 살게 됨으로써 발생하는 질병부담이 큰 비중을 차지하고 있음을 알 수 있다. 최근 들어 삶의 질에 대한 관심이 커진 가운데 장애를 가지고 살아가야 하는 기간에 대한 고려가 필요하다. 이에 대해 다양한 관점에서의 정책적 지지가 고려되어야 하며 이를 정량적으로 측정하기 위해 경제적 부담을 고려하는 것도 중요하다. 이와 관련된 한 예로, 호흡기학회에서 2007년 전국의 8개 병원 환자를 대상으로 조사한 결과, 만성 폐쇄성 폐질환 1기 환자는 1년 의료비가 대략 139만 원, 4기는 313만 원까지 증가하였다고 보고한 바가 있다. 이 외에도 45세 이상의 성인의 17%에서 경증의 만성 폐쇄성 폐질환에 이환되지만 75세 이상 노인은 41.4%가 이환되기 때문에 신체적 및 경제적으로 노인들에게 큰 부담을 주는 것으로 나타났다.[42]

그러나 이러한 경제적 부담은 본 연구의 범위를 벗어나는 것이며, 일반적인 질병부담 연구와는 별도로 이루어지는 것이므로 이 연구에서 수행한 K-EBoD 측정에 반영하지는 않았다. 다만, WHO에서 진행하고 있는 것처럼 질병부담과 보건의료 중재의 비용을 같이 고려하는 WHO-CHOICE 프로그램을 도입한다면 cost-per DALY 측정을 통해 보건의료 중재의 경제적 효율성을 평가하는 사업도 진행할 수 있을 것이라 생각한다. 즉 환경에 대한 중재 프로그램이 실제 질병부담 감소에 얼마나 큰 영향을 주며 어떠한 프로그램이 경제적으로 효율적인 프로그램인가를 파악할 수 있을 것이다.

그러나 본 연구는 그 자료를 사용함에 있어서 몇 가지 한계점이 있음을 밝힌다. DALY 측정을 위해 실제 발병률 자료와 사망 원인 자료를 통해 실제 우리나라의 현실을 정확하게 반영하고자 하였으나 건강보험심사평가원의 자료만을 바탕으로 발병률을 측정하기에는 적절하지 못한 질병군도 존재하였는데, 매개성 질환이나 외상, 직업병과 관련된 자료가 바로 그것이다. 본 연구에서는 외상의 경우 퇴원 손상 환자 조사 자료를 바탕으로 파악하였으나 그 외의 매개성 질환 및 직업병과 관련한 자료는 건강보험심사평가원의 자료로 파악하였다. 그러나 좀더 정확한 자료원을 구축하여 측정하기 위해서는 다음과 같은 자료원을 사용하는 것이 바람직할 것으로 판단된다.

매개성 질환의 경우 질병관리본부의 전염병대응센터에서 제공하는 전염병

표 2-12. 퇴원 손상 환자 조사 항목

대상	구분	항목	비고
전체 퇴원 환자	의료기관 정보	의료기관 코드	퇴원 요약자료
	환자 정보	환자 등록번호, 성별, 나이, 출생일, 주소, 진료비 지불 방법	
	환자 내원 정보	입원일, 퇴원일, 입원 경로	
	환자 질환 및 치료 정보	주진단 코드,* 부진단 코드,* 상해외인 코드, 주수술코드,** 주수술일, 부수술 및 처치 코드,** 퇴원 후 향방, 선행 사인	
손상 환자	환자 외인 정보	손상 의도성, 손상 발생 장소, 손상 시 활동, 손상 양상, 손상 기전, 손상 발생일	관련 의무기록
중점 손상	손상 유형별 정보	운수사고의 유형, 자살 동기, 중독 물질	

*한국표준질병사인분류(KCD-4) 사용, 부진단코드는 7개까지 수집
**국제의료행위분류(ICD-9-CM) 사용, 부수술 및 처치코드는 5개까지 수집

출처: 질병관리본부, 〈제1차 퇴원 손상 환자 조사〉(2005), 〈원시 자료 이용 지침서〉(2007)

통계 자료를 사용해야 좀더 정확한 측정이 가능할 것이다. 그러나 해당 자료의 경우 유병 자료는 파악할 수 있는 반면, 일정 기간 내에 질병이 발생한 발병률 자료를 파악할 수 없어 DALY를 측정하기에 한계점이 있었다. 또한 직업병과 관련하여, 산업재해로 등록된 대상자의 정보를 바탕으로 좀더 정확한 측정이 필요했으나, 우리나라 근로복지공단의 산재보험 통계지표는 요양자 관리 및 정부의 산업안전 보건정책 사업의 실효성 평가를 위한 자료로, 사망과 업무상 질병을 제외하고는 질병별 발생 현황이 제시되고 있지 않다. 또한, 질환이 발생한 시기를 기록하는 것이 아니라, 산업재해로 판정받은 시기를 기록하기 때문에 적절하지 못한 자료이다. 따라서 국가 수준의 재해율은 파악할 수 있으나 질병단위의 발생률을 파악하기에는 한계점이 존재하였다. 이러한 이

유로 본 연구는 위 두가지 변수에 있어서 그 측정이 과소 계산되었음을 배재하기 힘든 한계점을 가지고 있다.

또한, 본 연구에서는 외부 대기오염의 위험요인을 PM10으로 제한하였으나, 좀더 정확한 질병부담을 측정하기 위해서 미세먼지 중 PM2.5, 가스상 물질(NOx, SOx, CO, O_3 등)을 대기오염 위험인자에 포함시켜 질병부담을 측정하는 방법도 필요할 것이라 생각된다. PM2.5는 사망과 질병에 영향을 미치는 반면, PM10-2.5 크기의 입자는 천식 악화 등에 영향을 미치는 것으로 알려져 있기 때문에,[54] 조대입자와 배출원, 생성 원인, 물리·화학적 특성, 입경별 독성이 PM10과 다른 PM2.5만의 별도 기준을 마련하는 것이 필요하다. 미국, WHO, EU 등에서도 최근 PM2.5에 대한 위해성을 고려하여 대기환경 기준(또는 권고 기준)을 강화하거나 신규로 설정하고 있으며(예: 미국은 극미세먼지를 대기환경 기준으로 사용하고 있음), 우리나라에서도 PM2.5를 신규 대기환경 기준의 설정 항목으로 포함시키고자 시도하고 있다.[34]

참고문헌

1. Murray CJL, Lopez AD. *Global health statistics: a compendium of incidence, prevalence and mortality setimates for over 200 conditions*. 2nd ed., Cambridge, MA: Harvard University Press, 1996.
2. Murray CJ, Salomon JA & Mathers CD. "A critical examination of summary measures of population health." *Bulletin of the WHO*. 2000, 78(8): 981-994.
3. Mathers CD, Ezzati AD, Lopez CJ, MurrayCJ, & Rodgers A. "Causal Decomposition of Summary Measures of Population Health." *In Summary Measures of Population Health: Concepts, Ethics, Measurement, and Applications*. ed. Murray CJ, Salomon JA, Mathers CD, & Lopez CJ. Geneva: World Health Organization, 2002.
4. Yoon SJ, Bae SC, Lee SI, Chang H, Jo HS, Sung JH, Park JH, Lee JY, Shin Y. "Measuring the burden of disease in Korea." *J Korean Med Sci.* 2007, 22(3), 518-523.
5. 신영수, 윤석준, 장혜정. 《질병부담 측정방법론 I》. 경문사, 2004.
6. World Health Organization. *Macroeconomics and health: investing in health for economic development*. Geneva: WHO, 2001.
7. 보건복지부, 질병관리본부. 《국민건강영양조사》. 2000.
8. Drummond MF, Sculpher MJ, Torrance GW, O'Brien BJ, Stoddart GL. *Methods for the Economic Evaluation of Health Care Programmes*. 3rd Ed., Oxford University Press, 2005.
9. 윤석준 외. 《한국인의 질병부담》. 환경부. 2005.
10. 윤석준 외. 《환경성 위해의 질병부담 평가 방안 마련에 관한 연구》. 환경부, 2009
11. 윤석준 외. 《주요 상병 질환의 경제적 부담 측정을 위한 계획 수립 및 방법론 정립을 위한 연구》. 질병관리본부, 2010.
12. 김희진, 함명일, 박은철 등. 〈2005년 암의 경제적 비용부담 추계〉. 《예방의학회지》. 2009, 42(3):190-198.
13. 임승지, 김한중, 남성모, 장후선, 장영화, 김세라, 강혜영. 〈건강보험 청구 자료를 이용한 우리나라 뇌졸중 환자의 사회경제적 비용 추계〉. 《예방의학회지》. 2009, 42(4): 251-260.

14. 정영호, 고숙자. 〈5대 사망 원인 질병의 사회,경제적 비용추계〉. 《한국재정 공공경제학회 재정논집》. 2004, 18(2):77-83
15. 조상헌, 김윤근, 손지웅, 이병재, 김우경, 이상록, 박재경, 민경업, 하미나. 〈한국 소아와 청소년의 비염 유병률에 관한 역학적 연구〉. 《천식 및 알레르기》. 1999, 19(3):452-458.
16. Chung W, Chun H, & Lee S. "Socioeconomic costs of alcohol drinking in Korea." *J Prev Med Public Health*. 2006, 39(1):21-29(Korean).
17. Kang HY, Kang DR, Jang YH, Park SE, Choi WJ, Moon SH, & Yang KH. "Estimating the economic burden of osteoporotic vertebral fracture among elderly Korean women." *J Prev Med Public Health*. 2008, 41(5):287-294(Korean).
18. Kang HY, Kim HJ, Park TK, Jee SH, Nam CM, & Park HW. "Economic burden of smoking in Korea." *Tob Control*. 2003, 12(1):37-44.
19. Kim SY, Kim SG, Park JH, & Park EC. "Costs of Initial cancer care and its affecting factors." *J Prev Med Public Health*. 2009, 42(4): 243-250.
20. Park C. Jang H, Kwon I, Kang D, Jung H. "Cost of illness study of asthma in Korea: Estimated from the Korea National Health Insurance Claims Database." *J Prev Med Public Health*. 2006, 39(5):397-403(Korean).
21. Park K, Lee JS, Kim Y, Kim YI, & Kim J. "The socioeconomic cost if injuries in south Korea." *J Prev Med Public Health*. 2009, 42:5-11.(Korean)
22. Champman KR, Mannino DM, Soriano JB, Vermeire PA, Buist AS, Thun MJ, Connel C, Jemal A, Lee TA, Miravitlles M, Aldington S & Beasley R. "Epidemiology and costs of chronic obstructive pulmonary disease." *Eur Respir J*. 2006, 27:188-207.
23. Saka O, McGuire A, Wolfe C. "Cost of stroke in the United Kingdom." *Age and Ageing*. 2009, 38:27-32.
24. Liu JL, Maniadakis N, Gray A, Rayner M. "The economic burden of coronary heart disease in the UK." *Heart*. 2002, 88(6):597-603.
25. 국민건강보험공단, 건강보험심사평가원. 《건강보험통계연보》. 2007.
26. 통계청. 《사망 원인통계》. 2008.
27. 국민건강보험공단. 《2006년도 건강보험 환자의 본인부담 진료비 실태조사》. 2007.
28. 건강보험심사평가원, 《의약품 경제성평가 지침 및 자료작성요령》. 2006.

29. Chang SM, Cho SJ, Jeon HJ, Hahm BJ, Lee HJ, Park JI, et al. "Economic burden of schizophrenia in South Korea." *J Korean Med Sci*. 2008:18(2):77-104(Korean).
30. 백도명. 〈우리나라에서의 천식과 환경〉. 한국환경독성학회 2002년 춘계학술대회.
31. 이경호, 이충민, 조수헌, 권호장, 강대희. 〈환경성 PAHs 노출과 생체지표 연구〉. 《한국독성학회》. 2007, 23(1):39-46.
32. 정종학, 강복수, 김창윤, 이경수, 황태윤, 김규태, 박종서, 박시영, 김대섭, 임우택, 사공준. 〈경상북도 일부 폐금속광산 인근지역 주민들의 혈중 연, 요중 카드뮴 농도 및 건강영향조사〉. 《대한산업의학회지》. 2005년 9월, 17(3):225-237.
33. 질병관리본부. 《손상연구 결과》. 2005.
34. 환경부. 《대기환경연보》. 2007.
35. Abbey, D.E., Nishino, N., McDonnell, W.F., Burchette, R.J., Knutsen, S.F., Beeson, W.L., and Yang, J.Z. "Long term inhalable particles and other air pollutants related to mortality in nonsmokers." *Am J Respir Crit Care Med*. 1999, 159:373-382.
36. Campbell-Lendrum, D. and Woodruff, R. "Comparative risk assessment of the burden of disease from climate change." *Environ Health Perspec*. 2006, 114(12):1935-1941.
37. Cohen, A.J., Anderson, H.R., Ostro, B., Pandey, J.D., Krzyzanowski, M., Kuenzli, N., Gutschmidt, K., Pope, C.A., Romieu, I., Samet, K.M., and Smith, K.R. "Mortality impacts of urban air pollution." *In Comparative quantification of health risks: Global and regional burden of disease due to selected major risk factors*. eds. M.Ezzati, A.D.Lopez, A.Rodgers, and C.U.J.L Murray. 2004, vol.2, Geneva: WHO.
38. Cohen A.J., Anderson, H.R., Ostro B., Pandey K.D., Krzyzanowski, M., Kunzli, N., Gutschmidt, K., Pope, A., Romieu, I., Samet, J.M. & Smith, K. "The global burden of disease due to outdoor air pollution." *J Toxicol Environ Health A*. 2005, 68:1301-1307.
39. Ezzati, M., Hoorn, S.V., Rodgers, A., Lopez, A.D., Mathers, C.D., & Murray, C.J.L. "Estimates of global and regional potential health gains from reducing multiple major risk factors." *The Lancet*. 2003, 362:271-280.
40. Ghaffar, A., Reddy, K.S., and Singhi, M. "Burden of non-communicable disease in South Asia." *Br Med J*. 2004, 328:807-810.

41. Jindal, S.K., Aggarwal, A.N., and Gupta, D. "A Review of population studies from India to estimate national burden of chronic obstructive pulmonary disease and its association with smoking." *Indian J Chest Dis Allied Sci.* 2001, 43:139-147.
42. Kim DS, Kim YS, Jung KS, Chang JH, Lim CM, Lee JH, et al. "Prevalence of chronic obstructive pulmonary disease in Korea: a population-based spirometry survey." *Am J Respir Crit Care Med.* 2005, 172:842-847.
43. Leem, J.H., Kaplan, B.M., Shim, Y.K., Pohl, H.R., Gotway, C.A., Bullard, S.M., Rogers, J.F., Smith, M.M., and Tylenda, C.A. "Exposures to air pollutants during pregnancy and preterm delivery." *Environ Health Perspect.* 2006, 114:905-910.
44. Lipsett, M., Hurley, S., and Ostro, B. "Air pollution and emergency room visits for asthma in Sanra Clara country, California." *Environ Health Perspect.* 105:216-222.
45. McMichael, A.J., Woodruff, R.E., and Hales, S. "Climate change and human health: present and future risks." *The Lancet.* 2006, 367:859-869.
46. Melsom, T., Brinch, L., Hessen, J.O., Schei, M.A., Kolstrup, N., Jacobsen, B.K., Svances, C., and Pandey, M.R. "Asthma and indoor environment in Nepal." *Thorax.* 2001, 56:477-481.
47. Murray, C.J.L., Salomon, J.A., Mathers, C.D., and Lopez, A.D., eds. *Summary measures of population health: concepts, ethics, measurement and applications.* Geneva: WHO, 2002.
48. Murray C.J.L., Lopez, A.D. *Global health statistics.* Boston: Harvard School of Public Health, WHO, World Bank, 1996.
49. OECD, *OECD health data*, 2008.
50. Pruss, A., Kay, D., Fewtrell, L., and Bartram, J. "Estimating the burden of disease from water, sanitation, and hygiene at a global level." *Environ Health Perspect.* 2002, 110(5): 537-542.
51. Schwartz, J., Norris, G., Larson, T., Sheppard, L., Claiborne, C., and Koenig, J. "Episodes of high coarse particle concentrations are not associated with increased mortality." *Environ Health Perspect.* 1999, 107:339-342.
52. Valent, F., Little, D., Bertollini, R., Nemer, L.E., Barbone, F., and Tamburlini, G. "Burden of disease attributable to selected environmental factors and injury among

children and adolescents in Europe." *Lancet*. 2004, 363:2032-2039.

53. WHO. *Comparative Risk Assessment*. 2002.

54. WHO. *Quantification of the disease burden attributable to environment risk factor*. 2006.

55. WHO. *Environmental Burden of Disease series*. 2007.

56. Wong, T.W., Tam, W.S., Yu, T.S., and Wong, H.S. "Associations between daily mortalities from respiratory and cardiovascular disease and air pollution in HongKong, China." *Occup. Environ. Med*. 2002, 59:30-35.

57. Yoon SJ, Bae SC, Lee SI, Chang H, Jo HS, Sung JH, Park JH, Lee JY, Shin Y. "Measuring the burden of disease in Korea." *J Korean Med Sci*. 2007, 22(3):518-523.

3. 근거 중심 보건정책 연구방법론

A. 근거 중심 보건정책

환자 수준을 넘어서 시스템 수준과 같은 정책을 통한 근거 중심 실무를 지원하고 촉진시키는 방법에 대한 많은 논의와 함께 근거 중심 실무에서 근거 중심 보건정책으로의 전환은 점점 그 중요성이 증가하고 있다.

보건의료에 보편적이고 평등한 접근의 달성, 보건 관련 새천년 개발 목표의 달성 및 다른 건강 목표의 달성은 정보가 충분히 제공된 보건정책과 실행을 통하여 더욱 잘 실현 가능하다. 근거 중심 접근법은 정책 결정자가 연구 근거를 사용하는 것을 관리할 수 있도록 돕는다.[1] 즉, 연구자들이 특정 정책적 입장에 대해 옹호자로서 행동할 때를 포함한 로비스트에 의해 연구 근거가 오용되는 것을 정책 결정자들이 더욱 잘 관리하도록 해 준다. 구체적으로 (1) 정책을 지지하는 데 이용할 수 있는 연구 근거에 대해 비평적 질문을 하게 하며, (2) 그들의 결정에 토대가 되는 유용한 정보를 이용할 수 있으며, (3) 그들의 결정에 대한 평가를 적절히 하고, 사전에 구체화된 측정지표의 결과가 실현되고 합의를 얻도록 해 준다.[2]

근거 중심 정책이란 '정책 개발과 실행의 중심에 최상의 접근 가능한 근거를 사용함으로써 사람들이 정책, 프로그램, 프로젝트에 대한 충분한 정보가 제공된 의사결정을 하도록 돕는' 접근법으로 정의되어 왔다. 근거 중심 정책 결정은 '입안자가 정책 과정의 중심에서 최상의 접근 가능한 근거를 투입하여 좀 더 객관적인 판단을 내릴 수 있도록 돕는 정책 과정'을 의미한다.[3]

근거 중심 정책 결정에서의 근거의 일반적인 정의는 '근거는 결론을 지지하는 데 있어 사용하기 위해 의도된(실제적이거나 주장된) 사실과 관련하며, 사실은 경험이나 관찰을 통해 알려진 것'이다. 이러한 이해에서 중요한 함의는 근거는 결론을 지지하기 위해 사용될 수 있지만, 그것은 결론과 같지는 않다는 것이다. 즉, 근거는 홀로 의사결정을 내리지 않음을 의미한다.[2]

1) 전문가 의견은 단순한 근거 이상으로 사실, 사실들의 해석, 결론의 합성이다. 근거는 항상 전문가 의견에 정보를 제공한다. 근거의 적절한 사용은 의견의 토대를 구성하는 사실(경험이나 관찰)을 확인하고, 그 사실들이 결론을 어느 정도까지 지지하는지를 평가하는 것을 필요로 한다.

2) 모든 근거가 동일하게 신뢰할 만한 것은 아니다. 얼마나 근거가 신뢰할 만한지는 무슨 유형의 관찰인지와 그것들이 얼마나 잘 만들어졌는지에 달려 있다.

3) 다양한 유형의 근거에 얼마나 많은 신뢰를 두는가에 대한 판단은 암묵적이거나 명백하게 이루어진다. 이러한 판단을 체계적이고 명백하게 잘하는 것은 오류를 방지하고, 불일치를 해결하며, 비평적인 평가를 촉진시키고, 정보에 대해 의사소통을 하기 위함이다. 차례로 이것은 고려할 필요가 있는 근거의 실제적인 유형에 대한 명백한 의사결정을 필요로 한다.

4) 모든 관찰들이 맥락 특이적임을 가정한다면, 모든 근거는 맥락에 민감(context-sensitive)하다. 그러므로 항상 근거의 원래 맥락이나 세팅을 넘어선 적용 가능성에 대해 판단이 이루어져야 한다.

5) '세계적 근거'(즉, 세계로부터 획득된 최상의 접근 가능한 근거)는 정책과 프로그램의 영향에 대한 판단을 위한 최선의 시작점이다. 모든 근거가 맥락에 민

감할지라도, 좀더 특정한 맥락(특정 국가나 특정 인구집단에서 수행된)에 직접적으로 관련된 것으로 가정된 일부의 관찰들에 근거한 결정은 잘못된 것일 수 있다.

6) 문제, 문제를 다루기 위한 정책 대안, 실행 전략에 대한 다른 판단을 하는 데 가장 좋은 정보를 제공하는 지역적 근거는 필수적이다. 이것은 구체적인 세팅에서 수정 요인의 존재 여부, 요구의 정도(예: 질병의 유병률, 위험요인, 전달 체계와 재정적인 혹은 거버넌스 배치에서의 문제들), 가치, 비용, 자원의 이용 가능성의 근거를 포함해야 한다.[1]

방법론적인 질에 관계없이 단일 설문조사와 같이 근거를 선택적으로 이용하거나 개인이나 집단의 검증이 되지 않은 의견에 주로 의존하는 '의견 중심 정책(opinion-based policy)' 접근법은 종종 이데올로기적인 견해, 편견, 불확실한 추측에 의해 영향을 받는다. 많은 정부와 기관들은 '의견 중심 정책'에서 '근거 중심 정책(evidence-based policy)'으로 이동하고 있으며, '근거에 영향을 받는 정책(evidence-influenced policy, evidence-informed policy)' 단계에 있다. 그 이유는 정책 결정 과정은 본질적으로 정치적이고 맥락적이며, 근거가 정책 대안들로 전환되는 과정에서, 연구 근거는 종종 요구되는 질의 표준을 충족시키지 못하는 경우가 있기 때문이다(그림 3-1).[3]

'근거에 영향을 받는(evidence influenced)', '근거를 인지한(evidence aware)', 혹은 '근거에서 정보를 제공받는(evidence-informed)'이라는 용어를 사용하는 것이 좀더 맥락에 민감해야 할 필요성을 반영하고, 매일매일의 의사결정 상황은 다르기 때문에 더욱 바람직할 수 있다.[4] 그럼에도 불구하고 본 장에서는 일반적으로 사용되어 온 용어인 '근거 중심 정책'이라는 용어를 편의상 사용하고자 한다.

그림 3-1. 역동적인 정책 결정

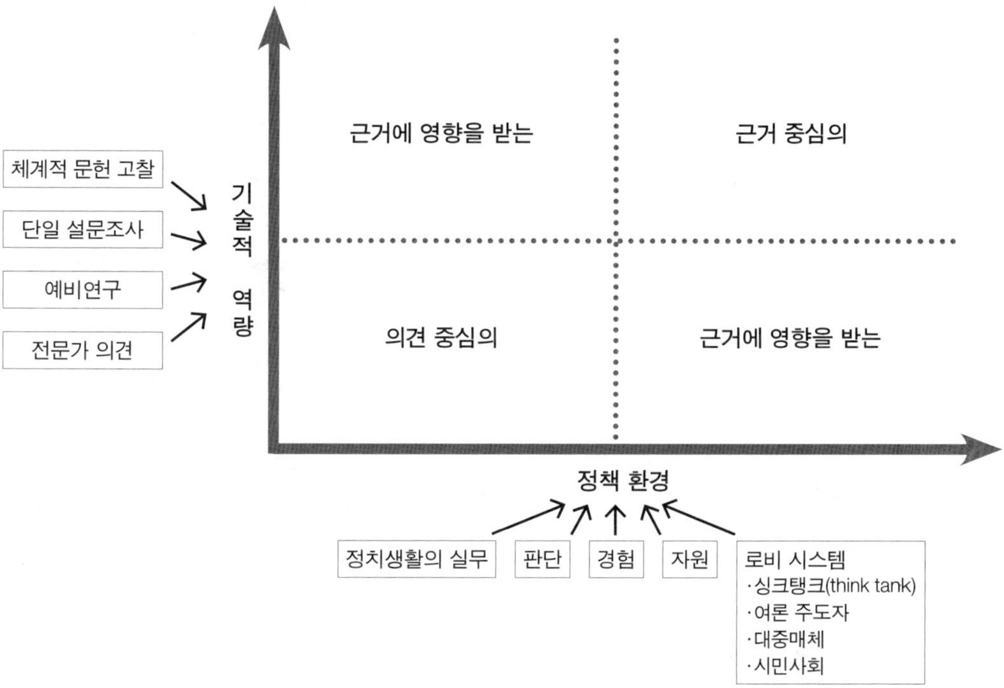

출처: Segone et al.(2008)

Walt and Gilson의 정책 과정의 역동적 개념에 의하면, 정치적·경제적 제도와 구조와 같은 맥락은 모든 다른 측면을 아울러 영향력을 가진다. 이 맥락 안에서, 정책 결정자 간의 연계가 근거를 제공하고 대응되는 방식을 형성하는 동안 정책 결정자는 연구자 집단에게 근거의 생산을 의뢰하거나, 근거를 검색하고 비평적으로 해석하며 수용하거나 거부하는 등의 근거와 상호작용한다(그림 3-2).[5,6]

〈그림 3-3〉은 정책 과정에서 중요한 통찰력을 제공해 주는 근거의 흐름의 일

그림 3-2. 정책 결정 과정의 근거, 맥락, 연계의 역동적 과정

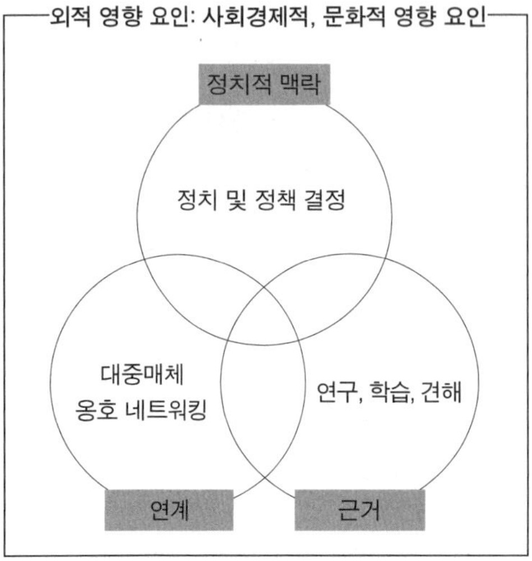

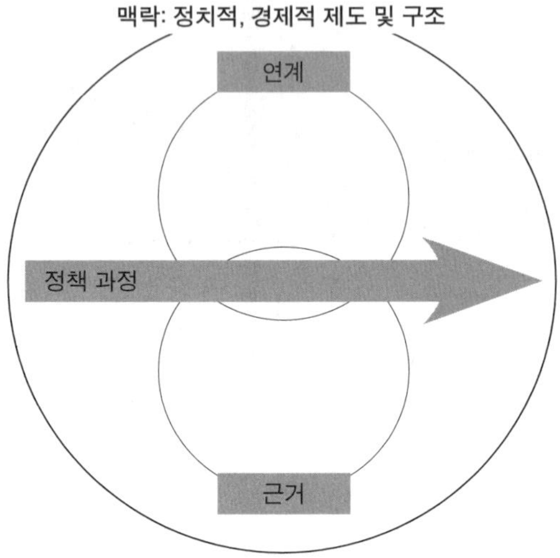

출처: Hutchinson et al.(2011), Hutchinson(2011)

그림 3-3. 정책 과정에서의 근거의 흐름

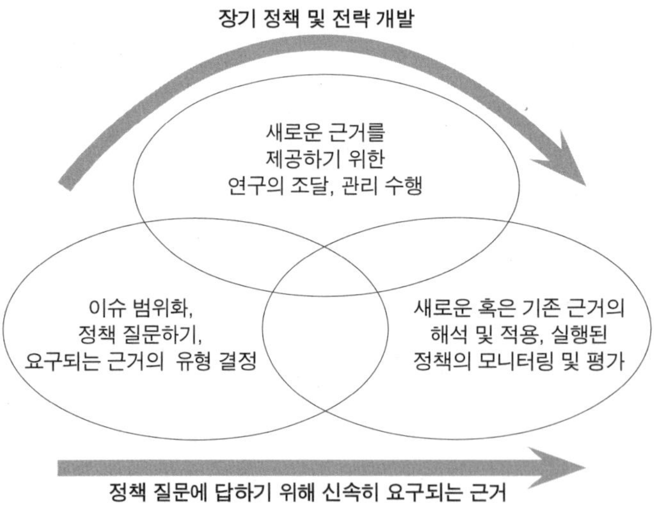

출처: Sophie at al.(2005)

반적 특성을 제시한다. 첫째, 의제 설정, 정책 수립, 모니터링 간에 근거는 유사한 특성을 가지는 반면 요구되는 근거의 유형 결정 시 다양한 특성을 가진 근거가 필요할 수 있다. 둘째, 정책 질문을 다루기 위해 필요한 근거와 장기간 전략적 정책 목표를 다루기 위해 요구되는 근거 간에는 다른 시간적 제약을 가진다. 정책 과정의 다른 부분들에서 다른 유형의 근거는 요구되며, 시의 적절성의 고려는 연구 근거가 정책 의사 결정 기전에 영향을 미칠 가능성을 높인다.[7]

B. 근거 중심 보건정책 결정을 지원하기 위한 SUPPORT 도구

1) 정책 결정 과정에서의 다양한 유형의 체계적 문헌 고찰의 필요성[8]

정책 결정자와 이해관계자들은 정책 결정 과정에서 많은 유형의 고찰에서 도출된 정보를 필요로 한다. 예를 들어, 관찰연구들에 대한 고찰은 문제의 중대함을 확립하고, 문제를 다루기 위한 정책과 프로그램 대안의 주요 요소와 위해를 규정하며, 선호되는 대안을 수행하기 위한 잠재적인 장애요인을 조사하는 데 도움을 줄 수 있다. 질적 연구의 고찰은 문제의 대안적인 구조를 조사하고, 정책이나 프로그램 대안이 어떻게 그리고 왜 작동하는지를 이해하며, 특정 대안에 대해 이해관계자의 견해와 경험을 올바르게 인식하여, 선호되는 대안을 수행하는 데 잠재적인 장애요인을 조사하는 데 도움을 줄 수 있다.

정책 결정자와 이해관계자는 적어도 3가지 유형의 고찰을 통하여 도출된 산

표 3-1. 정책 결정 단계에서 필요한 체계적 문헌 고찰의 유형

정책 결정 단계	필요한 자료 및 연구 근거	필요한 체계적 문헌 고찰 유형
문제 정의	문제의 중요도를 설정하기 위한 측정 지표 확인	관찰연구에 관한 고찰(예: 행정 자료연구, 지역사회 조사연구)
	다양한 집단에서 지지를 모으기 위해 문제의 대안적인 구조를 조사	이해관계자의 문제에 대한 경험과 견해를 조사하는 질적 연구의 고찰(예: 문서나 인터뷰, 초점 집단, 참여자 관찰을 통한 정보원 집단으로부터 수집된 서술적 자료 연구)
잠재적인 정책과 프로그램 대안을 평가	문제에 영향을 미칠 수 있는 정책과 프로그램 대안을 조사	어떤 연구유형의 체계적 문헌 고찰에 대한 고찰이나 개요
	각 정책 대안의 긍정적 효과(편익) 기술	효과연구에 관한 고찰(예: 무작위 대조군 임상연구, 시계열 연구)
	각 정책 대안의 부정적 효과(위해) 기술	효과연구 및 관찰연구의 고찰
	정책 대안의 비용효과성 기술	경제성 평가 연구의 고찰
	(필요하다면, 지역적 수용을 촉진시키기 위한) 복잡한 정책 대안의 중요 요소 조사	관찰연구의 고찰이나 중재법이 작동하는 방법이나 이유에 대한 질적 연구의 고찰
	이해관계자의 정책 대안에 대한 경험이나 견해 기술	특정 정책에 대한 이해관계자의 견해와 경험을 조사한 질적 연구의 고찰
실행 고려사항 조사	환자/소비자, 의료 서비스 제공자, 기관, 시스템 수준에서 실행에 대한 잠재적인 장애요인 조사	관찰연구의 고찰 및 질적 연구의 고찰
	적절히 표적된 실행 전략의 효과 기술	효과연구의 고찰

출처: Lavis JN et al.(2009)

출물을 제공받는다. (1) 정보 관련 의사결정을 강조하는 체계적 문헌 고찰의 요약(Summaries of systematic reviews), (2) 체계적 문헌 고찰에 의해 다뤄진 정책 질문이 무엇이고 어떤 정책 질문이 추가적인 고찰을 필요로 하는지에 대한 '지도(map)'를 제공하며, 이들 고찰로부터 통찰력을 도출하는 체계적 문헌 고찰의 개요(Overviews of systematic reviews), (3) 문제, 문제를 다루기 위한 정책 혹은 프로그램 대안, 이들 대안들에 대한 수행 가능한 실행 전략을 좀더 잘 이해하기 위하여 많은 체계적 문헌 고찰에서 유래된 정책 요약(Policy briefs), 특히 정책 요약은 정책 결정자, 시스템 관리자, 의료 서비스 제공자, 환자, 대중 매체, 일반 대중, 어린이 등과 같은 다양한 유형의 최종 사용자에게 적합하고 해당 지역의 맥락과 관련되도록 개발되어 사용자 친숙한 형식으로 제공되어야 한다.

2) SUPPORT 도구

본 장에서는 근거 중심 정책 결정을 지원하고, 연구 근거에 대한 요구를 조사하며, 이들 요구를 다루기 위해 근거를 검색하고 평가하며, 연구 근거로부터 의사결정하기 위한 좀더 체계적인 과정을 기술하고자 한다. SUPPORT(SUPporting POlicy relevant Reviews and Trials) 도구는 European Commission's 6th Framework에 의해 연구비를 지원받은 국제적인 협력기구에 의해 개발된 도구이다. 내각 구성원(예: 보건복지부 장관), 다른 분야의 정책 결정자, 선출된 공무원(예: 입법위원회 위원장), 고위 공무원(예: 정부기관의 장), 보건의료 체계 이해관계자(예: 비정부단체이나 시민사회단체)들이 최상의 접근 가능한 근거가 충분히 제공된 상황에서 의사결정을 하도록 보장하기 위한 정책 결정 접근법이다.[2]

그림 3-4. 보건정책 결정에서의 근거의 역할

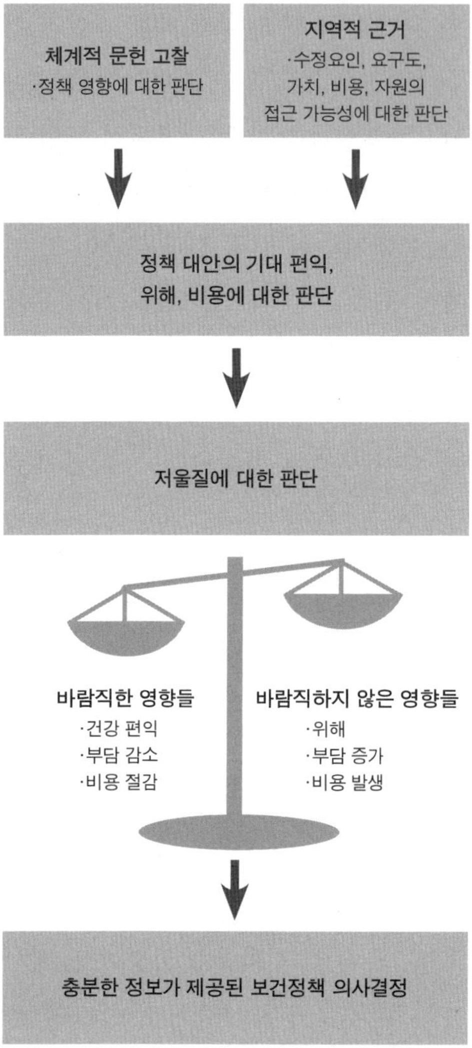

출처: Lavis JN et al.(2009)

보건정책 결정에서 요구되는 판단에 정보를 제공함에 있어, 지역적 근거와 함께 체계적 문헌 고찰로부터 획득한 근거의 역할을 제시하고 있다. 연구 근거는 정책 의사결정에서 요구되는 판단에 정보를 제공하기 위해 필요한 유일한 정보의 유형은 아니다. 그럼에도 불구하고, 연구 근거의 사용을 강화시키고 근거의 관련성과 질에 대한 적절한 판단을 할 수 있는 정책 결정자의 능력은 더 나은 자원의 이용과 유의한 건강의 편익을 달성하는 것을 돕기 위해 중요한 극복 과제이다.[1]

다음은 근거 중심 정책 결정을 지원하는 SUPPORT 도구를 적절히 수행하는 것을 도울 세부 항목들에 대한 주요 질문들에 대하여 기술하였다.

표 3-2. 근거 중심 정책 결정을 위한 SUPPORT 도구의 과정

단계	내용	
연구 근거에 대한 요구 조사	·문제를 조사하기 위한 연구 근거 사용 ·문제를 다루기 위한 정책 대안 구성을 위한 연구 근거 사용 ·정책 대안이 잘 수행될 방법을 다루기 위한 연구 근거 사용	
근거의 검색 및 평가	체계적 문헌 고찰 ·체계적 문헌 고찰의 검색 ·체계적 문헌 고찰이 얼마나 신뢰성을 가지는지를 결정 ·체계적 문헌 고찰의 결과의 적용 가능성 평가 ·형평성 고려	다른 유형의 근거 ·지역적 상황에 대한 연구 근거 검색 및 사용 ·자원 사용과 비용에 대한 연구 근거의 검색 및 사용
연구 근거로부터 의사 결정하기	이해관계자의 참여 ·정책 요약을 준비 및 사용 ·정책 담화의 조직화 및 사용 ·대중의 참여	의사결정에 근거 사용하기 ·정책의 장단점에 대한 균형잡기 ·불충분한 연구 근거의 처리 ·모니터링 및 평가 계획

출처: Oxman AD et al.(2009)

(1) 근거에 대한 요구도 조사

① 문제를 조사하기 위한 연구 근거 사용[9]

정책 결정자는 문제를 가장 잘 정의하는 방법을 결정할 필요가 있는 상황에 접하게 되며, 다음과 같은 질문을 고려해야 한다.

1. 문제는 무엇인가?
   - 위험인자, 질병, 질환 상태
   - 위험인자, 질병, 질환 상태를 다루기 위해 현재 사용되고 있는 프로그램, 서비스, 약제
   - 현재 프로그램, 서비스, 약제가 제공되는 보건의료 체계의 배치
   - 현재 실행 과정(정책 혹은 가이드라인)의 현재 합의 정도

만약 문제가 프로그램, 서비스, 약제가 제공되는 보건의료 체계 배치에서 비롯된 것이라면 잠재적인 문제는 다음을 포함할 수 있다.

- 특정 프로그램에 대해 누가 정책 혹은 규제, 조직적, 상업적, 전문가적 권위와 책임을 가지는가?
- 서비스와 약제 혹은 프로그램이 운영되는 곳의 보건의료 체계의 부분들
- 제공된 서비스와 약제
- 권한은 어떻게 면제되었는지
- 권한을 행사하는 사람들은 어떻게 책임을 지는지

2. 문제는 어떻게 관심을 불러일으켰고 그 과정은 문제가 처리될 기대에 영향을 미쳤는가?
3. 문제가 다뤄지는 과정을 측정하고 문제의 중요도를 설정하기 위해 어떤 지표가 사용되고 수집될 수 있는가?
4. 문제가 다뤄지는 과정을 측정하고 문제의 중요도를 설정하기 위해 어떤 비교가 가능한가?
5. 문제는 다른 집단에게 동기를 부여하는 방식으로 어떻게 구성되고 기술될 수 있는가?

② 문제를 다루기 위한 정책 대안 구성을 위한 연구 근거 사용[10]

우선순위가 높은 문제를 다루고 이들 정책들에 대한 비용과 결과를 기술하기 위해 정책과 프로그램 대안을 조사하는 데 다음의 질문들을 사용할 수 있다.

1. 문제를 다루기 위해 적절한 대안이 조사되었는가?

이러한 주제에 대한 창의적인 사고는 다음 중 한 가지 혹은 모두에 영향을 미치는 대안들을 조사함으로써 장려될 수 있다.

- 비용효과적인 프로그램, 서비스, 약제의 공급
- 비용효과적인 프로그램, 서비스, 약제가 그것을 필요로 하는 사람들에게 제공되는지 여부를 확인하는 보건의료 체계 배치
- 서비스 전달 배치: 프로그램, 서비스, 약제는 누구를 대상으로 하는지; 누가 공급하는지; 어느 곳에 치료가 제공되는지; 그것을 제공하기 위해 무슨 정보 및 의사소통 기술이 사용되는지; 안전하고 질 높은 시스템이 사용되는지
- 재정적 배치: 누가 체계, 프로그램, 서비스, 약제의 관련된 부분의 재정을 담당하는지; 기관들은 프로그램, 서비스, 약제를 전달하기 위해 어떻게 재정 지원하는지; 이들을 제공하기 위해 전문가들에게 어떻게 보상을 주는지; 어떻게 자원들은 그것에 배분되는지
- 거버넌스 배치: 정책, 조직적, 상업적, 전문가적 권한과 문제해결에 역할을 수행할 수 있는 보건의료 체계의 해당 부분들에 대한 책임을 누가 지는지

2. 어떤 편익이 영향을 받을 사람들에게 중요한지와 어떤 편익이 각각의 대안으로 달성 가능한가?

이는 'POCO'라는 네 가지 요소로 언급한다.

- People(예: 복합적 만성 질환)
- Option(예: 사례 관리)
- Comparison(예: 일반적인 관리)
- Outcome(예: 건강 관련 삶의 질)

3. 어떤 위해가 영향을 받을 사람들에게 중요한지와 어떤 위해가 각각의 대안으로 발생 가능한가?

표 3-3. 정책 대안에 대한 특정 유형의 정보를 제공하는 데 적합한 연구 설계 유형

대안에 대한 정보의 유형	연구 설계
편익(예: 긍정적 효과)	• 무작위 대조군 임상 연구 • 시계열 연구 • 대조군이 있는 전후 연구
잠재적 위해(예: 부정적 효과)	• 무작위 대조군 임상연구, 시계열 연구, 대조군이 있는 전후 연구와 같은 효과성 연구들 • 관찰 연구
비용과 비용효과성	• 비용효과 분석 연구
정책 대안의 주요 요소(작동하는 방법과 이유)	• 효과 연구와 함께 수행된 질적 연구(예: 과정 평가)
이해관계자들의 견해와 경험	• 질적 연구 • 관찰 연구

4. 각 대안의 지역적인 비용은 무엇이며 비용효과성에 대한 지역적인 근거가 있는가?
5. 주어진 대안으로 어떤 적응이 일어날 수 있으며, 그것들은 편익, 위해, 비용을 바꿀 수 있는가?
6. 어떤 이해관계자의 견해 및 경험들이 대안의 수용 가능성, 편익, 위해, 비용에 영향을 미칠 수 있는가?

③ 정책 대안이 잘 수행될 방법을 다루기 위한 연구 근거 사용[11]

정책을 실무로 전환하는 과정은 극복해야 할 과제이며 종종 비체계적인 방식으로 이루어진다. 그러므로 바람직한 정책이 빈약한 실행에 의해 방해받지 않기 위해서는 주의 깊은 계획이 필요하다. 그러나 실행 과정이 항상 선형적인

과정은 아니다. 이는 보건의료 체계뿐만 아니라 지역사회의 다양한 수준에서의 복잡한 활동을 포함할 수 있다. 정책에 의해 영향을 받을 이해관계자들은 정책 실행에 가능성 있는 장애요인으로 예측될 가능성이 높으므로 이들을 대상으로 새로운 정책에 대한 견해를 조사하기 위해 다양한 방법이 사용될 수 있다. 이러한 접근법은 브레인스토밍, 초점 집단 토론, 인터뷰, 다른 질적인 방법들을 포함할 수 있다. 설문조사 역시 유용하다. 이러한 연구들은 정책 실행의 장애요인과 촉진요인을 조사하고 이해관계자의 인식에 새로운 통찰력을 제공할 수 있다.

1. 새로운 정책의 성공적인 실행에 잠재적인 장애요인은 무엇인가?
2. 보건의료 서비스 수혜자와 시민들에게 필요한 행동 변화를 촉진시키기 위해 새로운 정책의 실행을 계획하는 데 어떤 전략이 고려되어야 하는가?

다음은 어떤 종류의 중재법을 사용할지를 개념화하고 고려할 때 도움이 될 수 있다.

- 교육과 정보의 제공
- 행태 변화에 대한 지지
- 기술과 역량 개발에 대한 지지
- 개인적인 지지
- 의사소통과 의사결정의 촉진

3. 보건의료 전문가에게 필요한 행동 변화를 촉진시키기 위해 새로운 정책의 실행을 계획하는 데 어떤 전략이 고려되어야 하는가?

다음은 보건의료 전문가들의 정책 실행에 대한 장애요인을 조사하기 위한 구성으로 사용될 수 있다.

- 인지 부족
- 친밀감 부족
- 동의 부족
- 자기 효능감 부족
- 결과에 대한 기대치 부족
- 기존의 실무에 대한 타성
- 외부적인 장애요인

4. 조직의 필요한 변화를 촉진시키기 위해 새로운 정책의 실행을 계획하는 데 어떤 전략이 고려되어야 하는가?

조직의 변화에서 가장 일반적인 장애요인은 다음과 같으며, 장애요인 확인을 위한 구성으로 사용될 수 있다.

- 문화적인 자기만족(저항 혹은 회의주의)
- 의사소통 부족
- 조정과 책임감 부족
- 수동적인 리더십 혹은 리더십의 부재
- 미시적인 관리
- 과부하된 노동 강도
- 부적절한 체계와 구조

(2) 근거의 검색 및 평가

(2)-1. 체계적 문헌 고찰

① 관련된 체계적 문헌 고찰 검색

1. 체계적 문헌 고찰이 정말 필요한 것인가?[12]

체계적 문헌 고찰을 검색하기 전에 먼저 정말 체계적 문헌 고찰이 필요한 것인지를 확실히 할 필요가 있다. 만약 제기된 정책 질문이 특정 보건의료 체계 배치, 특정 프로그램, 서비스, 약제를 다룬다면 체계적 문헌 고찰은 적절할 수 있다.

2. 관련 체계적 문헌 고찰을 찾기 위하여 어떤 데이터베이스와 검색 전략을 사용할 수 있는가?

Program in Policy Decision-Making/Canadian Cochrane Network and Centre(PPD/CCNC) 데이터베이스는 체계적 문헌 고찰 개요, 정책 요약, 체계적 문헌 고찰, 코크란 리뷰를 찾는 데 도움을 줄 수 있다. 그 이외에도 PubMed/MEDLINE, Health Inter Network Access to Research Initiative(HINARI), Cochrane library, CRD 데이터베이스가 활용될 수 있다.

3. 관련 고찰이 검색되지 않을 때 무슨 대안이 접근 가능한가?

정책 결정자가 접근 가능한 데이터베이스에서 관련 체계적 문헌 고찰을 찾지 못한 경우 그들이 6-18개월을 기다릴 수 있고 필요한 자원을 가질 수 있다면, 전문가 연구그룹에게 체계적 문헌 고찰 연구 수행을 위임하는 방법이 있다.

그러나 이보다 시간이 촉박하거나 자원이 한정된 경우라면 정책 결정자는 대신에 단일 연구를 검색할 수도 있다.

② 체계적 문헌 고찰이 얼마나 신뢰할 만한지를 결정[13]

체계적 문헌 고찰의 신뢰성을 평가하는 것은 매우 중요하다. 다음의 질문들은 정책 결정자가 효과에 관한 체계적 문헌 고찰의 신뢰성을 평가할 때 사용될 수 있으며, 이는 질적 연구에 대한 고찰에서도 유용하다.

1. 고찰은 적절한 정책이나 관리에 대한 질문을 명백히 다루고 있는가?
2. 고찰을 위해 연구를 고려할 때 적절한 선정 기준이 사용되었는가?
3. 관련 연구들에 대한 검색은 구체적이고 타당하게 포괄적인가?
4. 고찰 주제에 대한 연구들의 관련성과 비뚤림(bias) 위험에 대한 평가는 재현 가능한가?
5. 결과는 연구들 간에 유사한가?

AMSTAR(A MeaSurement Tool to Assess Reviews),[14] CASP(Critical Appraisal Skills Programme),[15] Oxman and Guyatt에 의해 개발된 도구들이 체계적 문헌 고찰의 질을 평가하기 위해 개발된 도구[16]들이며, 이 중 타당도와 신뢰도가 검증된 체크리스트 형식의 방법론적인 질 평가도구인 AMSTAR의 사용을 권장한다(부록 2 참고).

③ 체계적 문헌 고찰의 결과의 적용 가능성 평가[17]

보건의료 체계 간의 차이는 하나의 세팅에서 사용된 정책 혹은 프로그램 대안에서의 결과가 다른 세팅에서 실행 가능하거나 수용 가능하지 않게 할 수 있다. 또는 이러한 차이는 대안이 다른 세팅에서는 같은 방식으로 작동하지 않는 결과를 가져오거나 다른 세팅에서 다른 영향을 달성하게 만들 수 있다. 그러므로 정책 결정자와 이들을 지원하는 사람들은 대안에 관한 연구 근거가 그들의 세팅에 적용될 수 있는지 여부를 이해할 필요가 있다.

1. 체계적 문헌 고찰에 포함된 연구들은 동일한 세팅에서 수행되었는가 혹은 세팅이나 연구 기간에 걸쳐 일관된 결과인가?
2. 현장의 현실과 제약의 중요한 차이들은 대안의 실행 가능성과 수용 가능성을 실질적으로 바꿀 수 있는가?
3. 대안이 동일한 방식으로 작동하지 않을 수 있는 보건의료 체계 배치에서의 중요한 차이가 있는가?
4. 상대적인 효과가 동일할지라도 다른 절대적인 효과를 만드는 기저 건강 상태에서의 중요한 차이가 있는가?
5. 대안, 실행, 모니터링, 평가에 대하여 어떤 통찰력이 도출될 수 있는가?

지역적인 적용 가능성에 대한 평가는 현장의 현실과 제약, 보건의료 체계 배치, 특정 상황에서의 기저 건강 상태에 대해 매우 잘 이해하고 있는 사람들에 의해 수행되어야만 한다.

④ 형평성 고려[18]

인종집단들은 특정 정책 혹은 프로그램의 수용 가능성과 관련된 신념과 태도를 가질 수 있다. 이러한 관점을 고려하지 않은 전달 전략은 인종집단에서 덜 효과적이어서 효과적인 정책 혹은 프로그램이 쉽게 수용되지 않을 수 있다.

1. 고려 중인 정책과 관련하여 어떤 집단 혹은 세팅이 취약할 가능성이 있는가?: 불이익은 경제적 상태, 고용 혹은 직업, 교육, 거주지, 성별, 인종 등과 관련될 수 있다.

2. 취약 집단이나 세팅을 대상으로 한 정책의 상대적인 효과에서 예상되는 차이는 그럴듯한 이유가 있는가?

3. 취약 집단 혹은 세팅에서 집단 간 혹은 세팅 간의 기저 건강 상태가 다른 것은 정책의 절대적 효과가 다르고, 문제를 더 중요하거나 덜 중요하게 만들 가능성이 있는가?

4. 정책을 실행할 때, 가능하면 불평등이 증가되지 않고, 감소되도록 하기 위한 중요한 고려사항들이 있는가?

(2) - 2. 다른 유형의 근거

① 지역적 상황에 대한 연구 근거 검색 및 사용[19]

이 경우의 지역이라는 단어는 정책 이슈가 고려되고 있는 특성에 따라 관할구, 지방, 국가적 수준을 언급할 수 있다.

1. 정책에 대한 의사결정에 정보를 제공하기 위해 어떤 지역적 근거가 필요한가?

2. 필요한 지역적 근거는 어떻게 찾을 수 있는가?
   - 정기적인 건강 정보 시스템으로부터 획득된 지역에 대한 수집 자료
   - 위험인자: 건강 행태 조사
   - 사망률과 질병부담
   - 보건의료 서비스 보장률
     - 어린이 백신이나 자궁경부암과 같은 임상적 중재법 혹은 서비스의 급여율
     - 재원 기간, 특정 건강 상태에 대한 외래 진료 방문 건수, 조제 약제의 처방률과 의료 서비스 이용률 정보

· 의료 서비스 환자 만족도에 관한 정기적인 설문조사

–보건의료 체계 자원

· 보건의료 지출 비용

· 다양한 시설과 프로그램에서의 직원의 수와 직급, 서비스 제공자의 개발 프로그램, 직원 결근율과 같은 인적 자원 자료

· 외과 수술 후 감염률, 심근경색증 환자의 치료시간과 같은 임상 성과 자료

· 의료 서비스 제공을 위해 사용되는 가이드라인

· 의료 서비스 제공에 대한 가이드라인 준수

–보건의료 및 건강 결과에서의 불평등

3. 접근 가능한 지역적 근거의 질은 어떻게 평가해야 하는가?: 근거의 대표성, 근거의 정확성, 보고된 의료 결과의 적절성을 검토한다.

4. 지역적 근거의 결과, 질, 접근 가능성에서 중요한 변이(variation)가 있는가?

5. 지역적 근거는 다른 정보와 어떻게 통합되어야 하는가?

정책 결정은 이상적으로 체계적 문헌 고찰로부터 온 최상의 접근 가능한 근거의 세계적 근거와 다양한 유형의 지역적 근거, 가정, 판단과의 통합을 요구한다.

② 자원 사용과 비용에 대한 연구 근거의 검색 및 사용[20]

자원 이용에 대한 정책 대안의 결과에 대한 고려사항은 정책 결정자와 그들의 직원이 자원 이용에 관한 중요한 영향을 조사하고, 영향에 관한 최상의 접근 가능한 근거를 획득하고 평가하며, 적절한 금전적 가치가 적용되는 것을 확실히 할 필요가 있다.

그림 3-5. 자원의 결과를 포함한 보건정책과 프로그램의 장단점 균형 잡기

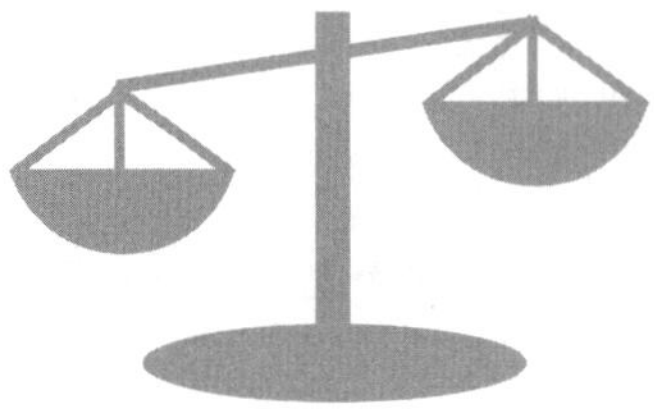

바람직한 영향들	바람직하지 않은 영향들
·건강 편익 ·부담 감소 ·비용 절감	·위해 ·부담 증가 ·비용 발생

출처: Lavis JN et al.(2009)

1. 자원 사용에서 가장 중요한 영향은 무엇인가?
2. 자원 사용에 관한 중요한 영향력이 있는 근거는 무엇인가?
3. 자원 사용에 영향을 미치는 근거가 되는 것은 얼마나 신뢰할 만한가?

자원 사용에 대한 근거의 질은 각각의 중요한 자원 결과에 대해 평가되어야 한다. 즉, 비뚤림 위험과 같은 연구의 설계와 기타 연구의 제한점, 결과의 일관성, 추정치의 정밀성, 근거의 직접성, 출판 비뚤림의 위험을 평가해야 한다.

4. 자원 사용에 관한 영향은 그들의 실제 비용 측면에서 가치가 적절히 매겨졌는가?

자원 사용에 대한 적절한 금전적 가치를 부여하는 것은 정책 결정자가 일관성 있고 적절하게 자원 사용에 대한 가치를 매기는 데 도움을 준다.

(3) 연구 근거로부터 의사결정하기

(3)-1. 이해관계자의 참여

① 근거 기반 정책 결정을 지원하기 위한 정책 요약 준비 및 사용[21]

정책 요약은 정책 결정자를 위해 연구 근거를 포장하는 새로운 접근법이다.

그들의 준비와 사용은 실제적인 경험을 통해 진화하고 있다. 적어도 한 명 이상의 정책 결정자, 적어도 한명 이상의 이해관계자, 적어도 한 명 이상의 연구자가 정책 요약을 작성에 관여한다.

1. 정책 요약은 우선순위가 높은 이슈를 다루며, 다뤄지고 있는 이슈의 관련 맥락을 기술하는가?
2. 정책 요약은 문제, 주요 실행 고려사항과 문제를 해결하기 위한 대안 비용과 결과를 기술하고 있는가?
3. 정책 요약은 합성된 연구 근거를 검색하고, 선정하며, 평가하는 데 체계적이고 투명한 방법을 적용하고 있는가?
4. 정책 요약은 합성된 연구 근거를 논의할 때 질, 지역적 적용 가능성, 형평성을 고려하고 있는가?
5. 정책 요약은 1 : 3 : 25 형식을 적용하고 있는가?
6. 정책 요약은 과학적인 질과 체계 관련성 모두에 대해 고찰하고 있는가?

그림 3-6. 정책 요약 준비

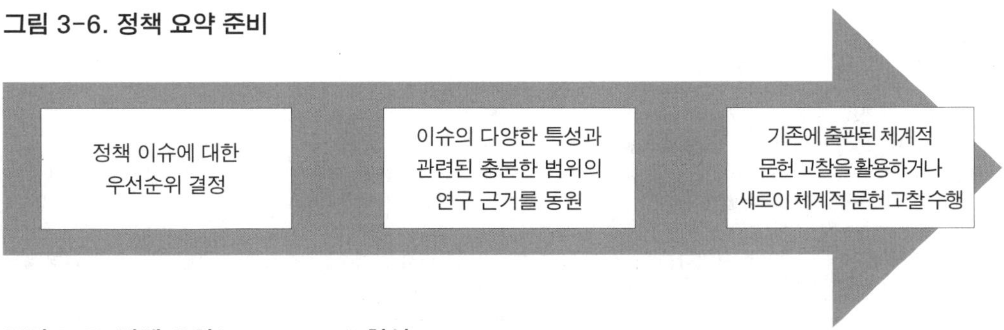

그림 3-7. 정책 요약(policy brief) 형식

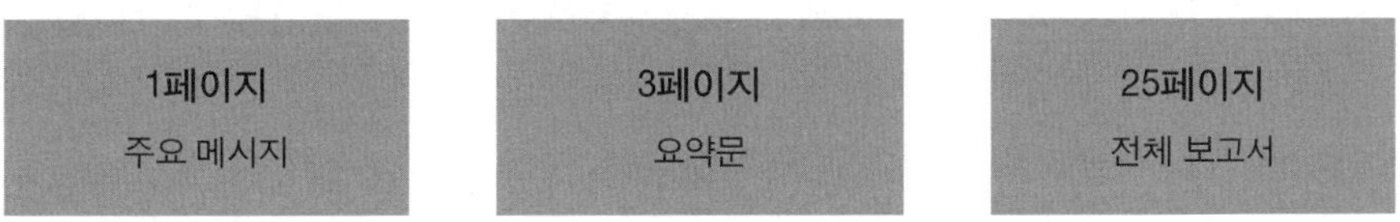
1페이지
주요 메시지
3페이지
요약문
25페이지
전체 보고서

표 3-4. 정책 요약의 윤곽

제목(가능한 한 매력적인 질문의 형태로)

주요 메시지

- 문제는 무엇인가?
- 우리는 문제를 다루기 위해 실용적인 정책 대안에 대해 무엇을 알고(모르고) 있는가?
- 실행 시 고려사항으로 무엇을 염두해 둘 필요가 있는가?

보고서

- 다루어질 쟁점과 맥락을 기술하는 서론
- 다음의 조건 중 한 가지 이상에서 그 특징을 이해할 수 있는 문제의 정의
  1. 보건의료 체계가 예방하거나 치료해야만 하는 일반적인 질병과 손상의 부담과 특징
  2. 예방과 치료를 위해 필요한 비용효과적인 프로그램, 서비스, 약제
  3. 비용효과적인 프로그램, 서비스, 약제가 특정 집단에 영향을 미치는 방법을 포함하여, 그것들의 사용과 접근법을 결정하는 보건의료 체계의 배치
- 문제를 다루기 위한 정책 대안들과 그들 각각에 대한 평가를 표로 제시

결과 범주	체계적 문헌 고찰과 다른 접근 가능한 연구 근거로부터의 결과 특성
편익:	
위해:	
편익과 잠재적인 위해에 관한 불확실성:	
정책 대안의 주요 요소 (대안의 작동 방법과 작동 이유):	
이해관계자의 견해와 경험들:	

(표 안에 평가되는 대안을 실행하는 데 있어 잠재적인 장애요인과 실행 시 고려사항 및 실용적인 실행 전략 및 모니터링과 평가 계획에 대한 제안을 제시)

출처: Lavis J.(2008)

② 정책 담화(Policy dialogues)를 조직화하고 사용하기[22]

정책 담화는 연구 근거를 우선순위가 높은 이슈에 대한 향후 결정에 참여할 혹은 영향을 받을 사람들의 견해, 경험, 암묵적인 지식을 함께 고려하도록 해 준다. 이는 '상호작용하는 지식 공유 기전'이다. 연구자와 정책 결정자 간의 긴밀한 상호작용은 연구 근거가 사용될 가능성을 높인다. 시의적절성은 연구 근거가 정책 결정에 사용될 가능성을 높이는 반면, 시의적절성이 부족한 연구 근거는 사용 가능성이 낮아진다. 접근 가능한 근거가 신념, 가치, 관심사 혹은 정치인, 공무원, 이해관계자들의 정치적인 목표 및 전략과 일치될 때 연구 근거가 정책 결정에서 사용될 가능성은 높아진다.

표 3-5. 담화와 논쟁의 비교

담화(dialogue)	논쟁(debate)
협력적인	반대적인
공통점	승리
견해를 넓히는	견해를 확언하는
합의점을 찾는	차이점을 찾는
자기반성을 일으키는	비판을 일으키는
강점을 찾는	약점을 찾는
가정에 대한 재평가하는	가정을 방어하는
의미에 대해 듣는	반대에 대해 듣는
개방형으로 남아 있는	결론을 암시하는

출처: Lavis JN et al.(2009)

그림 3-8. 근거 중심 정책 결정을 지원하기 위한 정책 담화 조직화 및 사용

정책 담화의 제목	15-20명의 초대자 목록을 만드는 과정 ·정책 결정자 ·이해관계자 ·연구자	초대 편지, 의제 및 정책 담화의 주요 특성을 기술한 문서 수반	비공개 정책 담화 수행 계획, 정책담화를 위한 재정 지원자, 정책 담화를 위해 준비된 정책 요약, 후원기관에 대한 목록 제시

1. 정책 담화는 우선순위가 높은 이슈를 다루고 있는가?
2. 담화는 문제, 문제가 다뤄질 대안, 주요 실행 고려사항이 제공되고 있는가?
3. 담화는 정책 결정 과정에 영향을 미칠 수 있는 충분한 범위에 대한 논의에 의해 그리고 사전에 공유된 정책 요약에 의해 정보가 제공되고 있는가?
4. 담화는 이슈와 관련된 향후 결정에 참여하거나 영향을 받을 사람들에서 공정한 대표성을 보장하고 있는가?
5. 담화는 촉진자가 참여하고, 개인들에게 논평을 요청하지 않으며, 합의를 목적으로 하지 않음에 대한 규칙을 따르는가?
6. 담화의 산출물이 만들어지고, 실행을 지지하기 위한 후속 활동이 수행되었는가?

그림 3-9. 근거 중심 보건정책 결정에 참여시키는 전략들

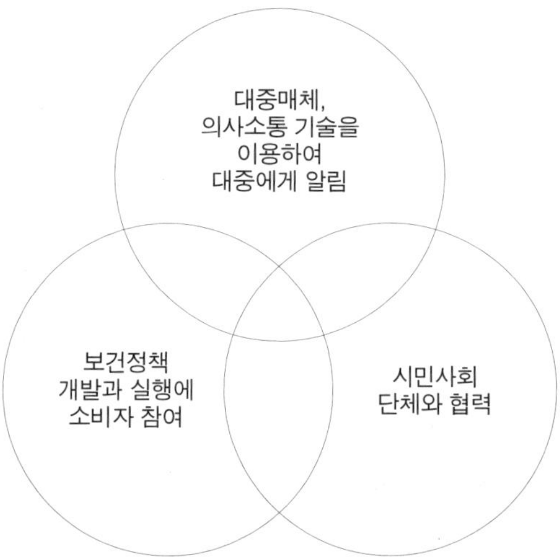

출처: Oxman AD et al.(2009)

정책 담화 참여자들은 회의 동안 제공받은 정보를 자유롭게 사용하지만 참여자뿐만 아니라 발언자의 소속이나 신원이 노출되어서는 안 된다는 규정이 보장되어야 한다.

③ 대중의 참여[23]

보건의료 체계의 모든 수준에서 대중(환자와 시민)이 참여하는 것의 중요성은 널리 인지되어 있다. 그들은 결국에는 보건정책의 바람직한 그리고 바람직하지 않은 영향을 받는 대상자이고, 많은 정부와 기관들은 근거 중심 정책 개발에서 그들을

그림 3-10. 정책 개발과 실행 주기에서 단계별 시민사회단체의 참여

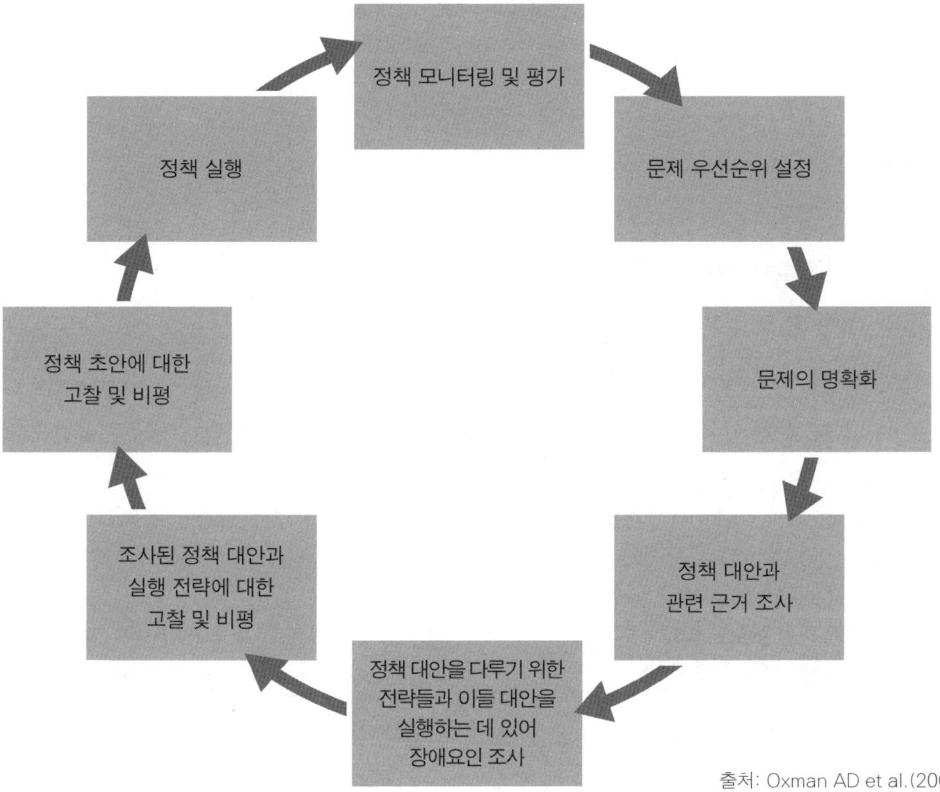

출처: Oxman AD et al.(2009)

참여시키는 가치를 인정하고 있다. 대중 참여는 또한 참여 민주주의, 공공의 책임성 및 투명성을 장려하는 것 자체를 목표로 볼 수 있다. 대중 참여 전략에 관하여 고려할 3가지 질문을 제안한다.

1. 정책 개발과 실행에 관하여 대중에게 알리기 위해 대중매체와 작업할 때 어떤 전략이 사용될 수 있는가?
2. 정책 개발과 실행에서 시민 사회 단체와 작업할 때 그들에게 알리고 참여시

키기 위해 어떤 전략이 사용될 수 있는가?

3. 정책 개발과 실행에서 소비자를 참여시키기 위해 어떤 방법이 사용될 수 있는가?

(3)-2. 의사결정에 근거 사용하기

① 정책 장단점에 대한 균형잡기[24]

정책 대안의 장점과 단점을 제시한 균형 시트가 준비되고 사용되는 것은 정보가 충분히 제공된 의사결정을 논의하고 촉진시킬 수 있다. 또한 비용효과 연구와 같은 경제성 평가 모형은 도움을 줄 수 있다. 이때 GRADE Working Group의 GRADE 접근법을 사용하도록 한다.[25]

그림 3-11. 보건정책과 프로그램의 장단점에 대해 균형 잡기

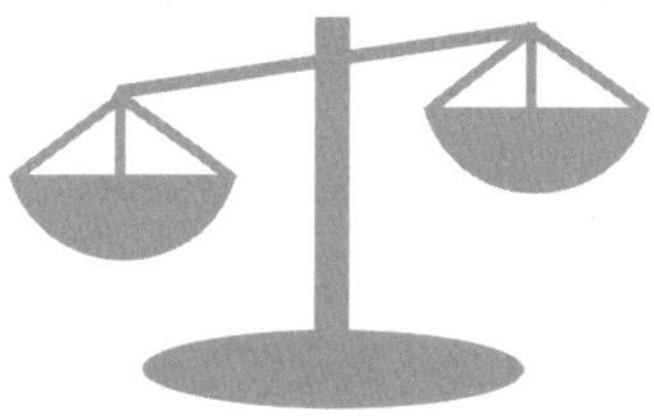

바람직한 영향들	바람직하지 않은 영향들
·건강 향상 ·보건의료 서비스의 접근성 향상 ·보건의료 서비스의 적절한 이용 ·비용 절감 ·불평등 감소 ·자율성 증가와 같은 윤리적 결과들	·비의도된 건강 결과(위해) ·보건의료 서비스의 접근성 감소 ·보건의료 서비스의 적절한 이용 감소 ·비용 증가 ·불평등 증가 ·자율성 감소와 같은 윤리적 결과들

출처: Oxman AD et al.(2009)

1. 비교되고 있는 정책들은 무엇인가?
2. 비교되고 있는 정책들의 가장 중요한 잠재적 의료 결과는 무엇인가?
3. 각각의 중요한 의료 결과에 대해 비교되고 있는 대안들의 영향에 대한 최고의 추정치는 무엇인가?
4. 정책 결정자들은 추정된 영향에 대해 어떻게 신뢰할 수 있는가?
5. 공식적인 경제성 모형은 의사결정을 촉진시킬 가능성이 있는가?

② 불충분한 연구 근거의 처리[26]

정책 결정자는 종종 보건정책 혹은 프로그램의 영향이 있다는 것을 확실히 알기에는 불충분한 근거를 가지지만, 그들은 여전히 의사결정을 해야만 한다. 다음 4가지 질문은 정책 실행의 영향에 대해 신뢰하기에 불충분한 근거가 있을 때 고려할 수 있다.

1. 정책 대안의 영향에 관한 체계적 문헌 고찰이 있는가?
2. '결정적인 근거가 없음'은 '효과가 없다는 근거가 있음'으로 잘못 해석된 적이 있는가?
3. 근거가 부족할지라도 의사결정에 대해 확신하는 것은 가능한가?
4. 대안은 잠재적으로 해롭고, 비효과적이거나 비용을 지불할 가치가 없는가?

③ 모니터링 및 평가 계획[27]

'모니터링'이라는 용어는 일반적으로 정책 결정자, 관리자, 다른 이해관계자들이 새로운 정책 혹은 프로그램이 그들의 기대에 따라 수행되고 있는지 여부에 대한 정보를 알기 위해 자료를 체계적으로 수집하는 과정을 기술하기 위해 사용된다. '지표'는 예를 들어 목표가 달성되고 있는지 혹은 배분된 재원이 적절히 사용되고 있는지를 판단하기 위한 모니터링을 목적으로 사용된다. '평가'라는 용어는 모니터링 용어와 혼용되어 사용되지만 평가는 결과의 성취에 좀더 초점을 둔다. '영향 평가'라는 용어가 사용될 때, 이것은 일반적으로 결과에서의 관측된 변화가 특정 정책 혹은 프로그램에 기인한 것인지를 조사하려는 특정 시도가 있다는 것을 의미한다. 정책 혹은 프로그램 대안들의 모니터링과 평가 시 고려해야 할 질문은 다음과 같다.

1. 모니터링은 필요한가?
2. 무엇이 측정되어야 하는가?
3. 영향 평가는 수행되어야 하는가?
4. 영향 평가는 어떻게 수행되어야 하는가?

그림 3-12. 결과 체인 모형

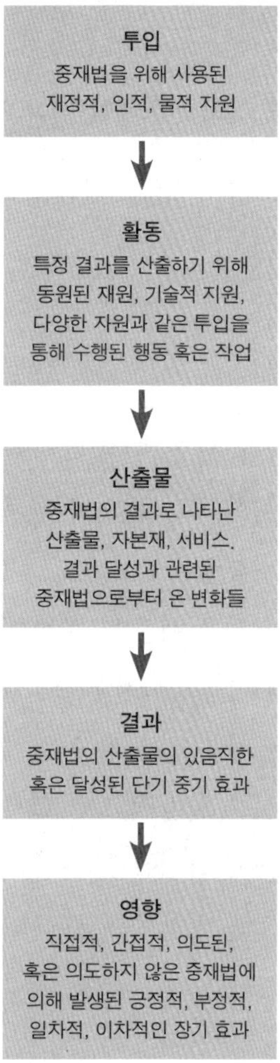

출처: Fretheim A et al.(2009)

SUPPORT 연합은 정책 결정자와 이해관계자들에게 정보를 제공하기 위하여, 앞서 언급한 SUPPORT 도구를 활용하여 모아 건강 중재법 및 효과적인 중재법의 전달을 조직화하고, 재정을 지원하며, 관리하는 방법에 대한 체계적 문헌 고찰의 구조화된 요약을 제공한다.[28] SUPPORT 도구는 저중소득 국가 및 고소득 국가의 근거중심 정책 결정을 지원하기 위한 목적으로 개발된 것으로, 정책 결정자가 연구 근거를 사용하여 효과적인 보건정책 대안을 선정하고 전달하며 실행할 수 있도록 돕는 근거 중심 보건 정책 결정을 촉진하는 도구로 활용될 수 있다.

그림 3-13. 중재군과 대조군 간의 두 영역에서의 성과 변화

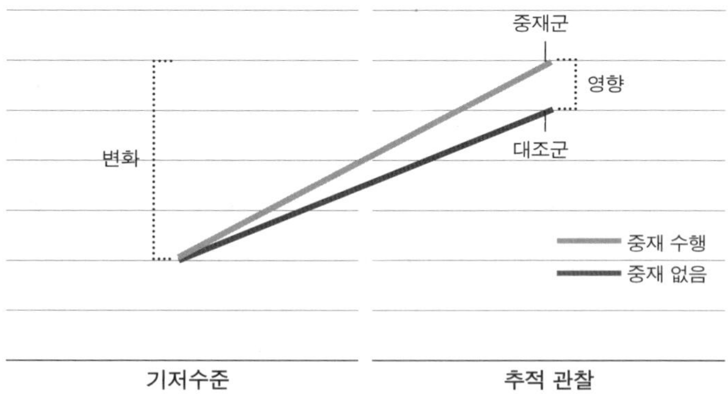

출처: Fretheim A et al.(2009)

부록 1. 보건의료 체계에 대한 체계적 문헌 고찰 검색 정보원

검색 데이터베이스	설명
Health Systems Evidence (http://www.healthsystemsevidence.org/)	보건의료 체계 내의 거버넌스, 재정적, 전달 서비스 배치, 변화를 지지할 수 있는 실행 전략에 대한 연구 근거의 합성이 지속적으로 업데이트되는 저장소
EVIPNet Portal (http://www.evipnet.org/php/index.php)	Evidence-Informed Policy Networks(EVIPNet)은 아프리카에서 정책 결정시 보건의료 연구 근거의 체계적 사용을 촉진시킴
SUPPORT collaboration (http://www.support-collaboration.org/policy.htm)	저중소득 국가에서의 비용효과적 중재법의 전달을 지원하기 위한 접근법들에 관한 체계적 문헌 고찰의 요약
Evidence Aid (http://www.cochrane.org/cochrane-reviews/evidence-aid-project)	자연재해와 다른 보건의료 응급상황을 다루는 접근법에 관한 체계적 문헌 고찰의 요약
Health-evidence.ca (http://health-evidence.ca/)	공공 보건 중재법의 효과에 관한 고찰
Cochrane library (http://www.thecochranelibrary.com/view/0/index.html)	보건의료 체계 수준의 중재법을 다루는 260여 개의 효과성 및 비용효과성에 관한 체계적 문헌 고찰
Cochrane Effective Practice and Organisation of Care(EPOC) Group (http://epoc.cochrane.org/)	보건의료 서비스의 전달, 실무, 조직을 향상시키기 위한 코크란 그룹
Program in Policy Decision-making/Canadian Cochrane Network and Centre(PPD/CCNC) database (http://www.researchtopolicy.ca/search/reviews.aspx)	보건의료 체계 배치에 대한 연구의 체계적 문헌 고찰에 대한 자료원
CRD database (http://www.crd.york.ac.uk/crdweb/)	영국을 포함한 전 세계에서 출판된 공공보건 및 건강문제에 관한 체계적 문헌 고찰, 경제성 평가, 의료기술평가연구에 관한 연구 기반 정보를 제공함

부록 2. 체계적 문헌 고찰의 질 평가도구(AMSTAR-A MeaSurement Tool to Assess Reviews) AMSTAR 영문[29]

Question	Judgement	Description
1. Was an 'a priori' design provided? The research question and inclusion criteria should be established before the conduct of the review. *Note : Need to refer to a protocol, ethics approval, or predetermined/a priori published research objectives to score a 'yes'.*	□ Yes □ No □ Can't answer □ Not applicable	
2. Was there duplicate study selection and data extraction? There should be at least two independent data extractors and a consensus procedure for disagreements should be in place. *Note : 2 people do study selection, 2 people do data extraction. consensus process or one person checks the other's work.*	□ Yes □ No □ Can't answer □ Not applicable	
3. Was a comprehensive literature search performed? At least two electronic sources should be searched. The report must include years and databases used(e.g. Central, EMBASE, and MEDLINE). Key words and/or MESH terms must be stated and where feasible the search strategy should be provided. All searches should be supplemented by consulting current contents, reviews, textbooks, specialized registers, or experts in the particular field of study, and by reviewing the references in the studies found. *Note : If at least 2 sources + one supplementary strategy used, select 'yes'(Cochrane register/Central counts as 2 sources; a grey literature search counts as supplementary).*	□ Yes □ No □ Can't answer □ Not applicable	
4. Was the status of publication(i.e. grey literature) used as an inclusion criterion?* The authors should state that they searched for reports regardless of their publication type. The authors should state whether or not they excluded any reports (from the systematic review), based on their publication status, language etc. *Note : If review indicates that there was a search for 'grey literature' or 'unpublished literature', indicate 'yes'. SIGLE database, dissertation, conference proceedings, and trial registries are all considered grey for this purpose. If searching a source that contains both grey and non-grey, must specify that they were searching for grey/unpublished lit.*	□ Yes □ No □ Can't answer □ Not applicable	

Question	Judgement	Description
5. Was a list of studies (included and excluded) provided? A list of included and excluded studies should be provided. *Note : Acceptable if the excluded studies are referenced. If there is an electronic link to the list but the link is dead, select 'no'.*	□ Yes □ No □ Can't answer □ Not applicable	
6. Were the characteristics of the included studies provided? In an aggregated form such as a table, data from the original studies should be provided on the participants, interventions and outcomes. The ranges of characteristics in all the studies analyzed e.g. age, race, sex, relevant socioeconomic data, disease status, duration, severity, or other diseases should be reported. *Note : Acceptable if not in table format as long as they are described as above.*	□ Yes □ No □ Can't answer □ Not applicable	
7. Was the scientific quality of the included studies assessed and documented? 'A priori' methods of assessment should be provided(e.g., for effectiveness studies if the author(s) chose to include only randomized, double-blind, placebo controlled studies, or allocation concealment as inclusion criteria); for other types of studies alternative items will be relevant. *Note : Can include use of a quality scoring tool or checklist, e.g., Jadad scale, risk of bias, sensitivity analysis, etc., or a description of quality items, with some kind of result for EACH study('low' or 'high' is fine, as long as it is clear which studies scored 'low' and which scored 'high'; a summary score/range for all studies is not acceptable).*	□ Yes □ No □ Can't answer □ Not applicable	
8. Was the scientific quality of the included studies used appropriately in formulating conclusions? The results of the methodological rigor and scientific quality should be considered in the analysis and the conclusions of the review, and explicitly stated in formulating recommendations. *Note : Might say something such as 'the results should be interpreted with caution due to poor quality of included studies'. Cannot score 'yes' for this question if scored 'no' for question 7.*	□ Yes □ No □ Can't answer □ Not applicable	

Question	Judgement	Description
9. Were the methods used to combine the findings of studies appropriate? For the pooled results, a test should be done to ensure the studies were combinable, to assess their homogeneity (i.e. Chi-squared test for homogeneity, I^2). If heterogeneity exists a random effects model should be used and/or the clinical appropriateness of combining should be taken into consideration(i.e. is it sensible to combine?). *Note : Indicate 'yes' if they mention or describe heterogeneity, i.e., if they explain that they cannot pool because of heterogeneity/variability between interventions.*	□ Yes □ No □ Can't answer □ Not applicable	
10. Was the likelihood of publication bias assessed? An assessment of publication bias should include a combination of graphical aids(e.g., funnel plot, other available tests) and/or statistical tests(e.g., Egger regression test). *Note : If no test values or funnel plot included, score 'no'. Score 'yes' if mentions that publication bias could not be assessed because there were fewer than 10 included studies.*	□ Yes □ No □ Can't answer □ Not applicable	
11. Was the conflict of interest stated? Potential sources of support should be clearly acknowledged in both the systematic review and the included studies. *Note : To get a 'yes', must indicate source of funding or support for the systematic review AND for each of the included studies.*	□ Yes □ No □ Can't answer □ Not applicable	

'Can't answer' is chosen when the item is relevant but not described by the authors. 'not applicable' is used when the item is not relevant, such as when a meta-analysis has not been possible or was not attempted by the authors.

* The original wording for question #4: Was the status of publication(i.e., grey literature) used/not used as an exclusion criterion? The authors should state that they searched for reports regardless of their publication type. The authors should state whether or not they excluded any reports (from the systematic review), based on their publication status, language etc.

AMSTAR 국문[30]

질문	판단	판단근거
1. '사전에' 체계적 문헌 고찰의 계획이 수립되었는가? 고찰 수행 전에 핵심 질문과 포함 기준이 확립되어야 한다. *주 : 프로토콜 유무, IRB 승인이나 사전에 연구 목표로 출판된 연구를 참조하여 '예'라고 체크한다.*	□ 예 □ 아니오 □ 대답할 수 없음 □ 적용할 수 없음	
2. 문헌 선택과 자료 추출을 여러 명이 수행하였는가? 적어도 두 명의 연구자에 의해 독립적으로 문헌 선택과 자료 추출이 수행되어야 하고, 의견 불일치를 해소한 합의 과정이 제시되어야 한다. *주 : 두 사람이 문헌 선택, 두 사람이 자료 추출과 합의를 하거나 혹은 한 사람이 다른 사람의 자료 추출을 체크하였음을 확인한다.*	□ 예 □ 아니오 □ 대답할 수 없음 □ 적용할 수 없음	
3. 포괄적인 문헌 검색을 하였는가? 적어도 두 개의 전자 자료원을 이용하여 검색되어야 한다. 검색 연도와 데이터베이스(예: Central, EMBASE, MEDLINE), 주제어(MeSH 제시 가능)가 기술되어야 하고, 실행 가능한 검색 전략이 제시되어야 한다. 최신 지견, 종설, 교과서, 특성화된 연구 등록원(specialized register) 검토, 해당 분야 전문가 자문, 참고문헌 검토 등을 통해 검색을 보완하여야 한다. *주 : 적어도 두 개의 전자 자료원과 하나의 보완 전략이 사용되었으면 '예'로 체크한다(Cochrane register와 Central은 두 개의 전자 자료원으로 보며, 회색문헌 검색은 보완 자료원으로 본다).*	□ 예 □ 아니오 □ 대답할 수 없음 □ 적용할 수 없음	
4. 포함 기준에 출판 상태(예: 회색문헌)가 사용되었는가?* 출판 여부에 관계 없이 문헌이 검색되었는지, 출판 상태와 언어 등에 따라 문헌을 배제했는지 여부가 기술되어야 한다. *주 : 문헌 고찰 시 '회색문헌'이나 '미출판 문헌'을 검색했다는 명시가 있다면 '예'라고 체크한다. SIGLE 데이터베이스, 학위논문, 학회 발표물, 임상연구 등록 DB 모두를 회색문헌으로 고려할 수 있다. 전자 자료원 검색에 회색과 비회색문헌이 모두 포함되었다면 회색문헌과 비출판문헌을 검색하였음을 명시해야 한다.*	□ 예 □ 아니오 □ 대답할 수 없음 □ 적용할 수 없음	
5. 포함 및 배제된 연구 목록이 제시되었는가? 포함 및 배제된 연구 목록이 제시되어야 한다. *주 : 배제된 연구가 참고문헌으로 있다면 인정할 수 있다. 목록의 전자링크가 깨졌다면, '아니오'로 체크한다.*	□ 예 □ 아니오 □ 대답할 수 없음 □ 적용할 수 없음	

질문	판단	판단근거
6. 포함된 연구의 특성이 제시되었는가? 개별 연구의 연구 대상, 중재, (중재) 결과가 표 등의 형태로 제시되어야 한다. 분석된 연구의 특성(예: 연령, 인종, 성별, 사회경제적 상태, 질병 상태, 이환 기간, 중증도, 동반 질환)이 제시되어야 한다. *주 : 위에 제시된 특성들이 표 형태가 아니더라도 인정할 수 있다.*	□ 예 □ 아니오 □ 대답할 수 없음 □ 적용할 수 없음	
7. 포함된 연구의 질이 평가되고 기술되었는가? 사전에 계획된 평가방법을 제시하여야 한다. 예를 들어 효과성 평가 연구에서는 무작위 위약대조 이중 눈가림 연구만을 포함시킬 수 있고 배정 순서 은폐를 포함기준으로 사용하기도 한다. 다른 연구 형태에는 특정 기준이 더 적합할 수 있다. *주 : 예를 들어 Jadad scale, risk of bias, 민감도 분석 또는 질 평가 항목 제시같은 질 평가 점수 도구나 체크리스트을 이용한 각 문헌의 질 평가 결과가 제시되어 있다(어떤 문헌이 '낮음', '높음'으로 평가되었다는 것을 명백하게 제시한다면 인정할 수 있다. 전체 연구들의 점수의 요약이나 범위를 제시했다면 인정할 수 없다).*	□ 예 □ 아니오 □ 대답할 수 없음 □ 적용할 수 없음	
8. 포함된 연구의 질은 결론을 도출하는 데 적절히 사용되었는가? 방법론적 엄격성과 질 평가 결과가 자료 분석, 결론 도출 시 고려되었다. *주 : '포함된 연구들의 질이 낮아 결과는 주의깊게 해석되어야 한다' 등의 언급이 있을 수 있다. 7번 항목에 '아니오'로 체크했다면 이 항목에서 '예'로 평가할 수 없다.*	□ 예 □ 아니오 □ 대답할 수 없음 □ 적용할 수 없음	
9. 개별 연구의 결과를 결합한 방법이 적절하였는가? 연구들의 동질성을 평가하여 결과의 결합 가능성이 검정되어야 한다(예: 동질성에 대한 카이 제곱 검정, I^2). 이질성이 있다면 무작위 효과 모형(random effects model)을 사용하고 결과를 결합하는 것이 임상적으로 적절한지 고려되어야 한다(예: 결합하는 것이 합리적인가?). *주 : 예를 들어 중재 간의 이질성/다양성으로 인해 통합하지 못했다고 설명하거나, 이질성에 대해 언급하거나 설명하였다면 '예'로 체크한다.*	□ 예 □ 아니오 □ 대답할 수 없음 □ 적용할 수 없음	
10. 출판 비뚤림의 가능성을 평가하였는가? 출판 비뚤림의 가능성을 그래프(예: funnel plot 등) 또는 통계적 검정 결과(예: Egger 회귀검정)로 평가하여야 한다. *주 : funnel plot이나 검사 결과값이 포함되지 않았다면, '아니오'에 체크한다. 포함된 연구가 10개 미만이라서 출판 비뚤림이 평가되지 못했다는 언급이 있다면 '예'로 평가한다.*	□ 예 □ 아니오 □ 대답할 수 없음 □ 적용할 수 없음	

질문	판단	판단근거
11. 이해 상충이 기술되었는가? 체계적 문헌 고찰 및 포함된 연구들의 연구비 출처가 명확하게 제시되어야 한다. *주 : '예'로 평가되려면, 체계적 문헌 고찰의 연구비 출처나 지원에 대해 명시해야 하며, 또한 포함된 연구 각각의 연구비 출처가 명시되어야 한다.*	□ 예 □ 아니오 □ 대답할 수 없음 □ 적용할 수 없음	

'대답할 수 없음': 시행할 수 있으나 시행 여부가 기술되지 않은 경우, '적용할 수 없음': 시행할 수 없는 경우(예: 메타분석이 가능하지 않거나 저자에 의해 시도되지 않은 경우)

참고문헌

1. Oxman AD, Lavis JN, Lewin S, Fretheim A. "SUPPORT Tools for evidence-informed health Policymaking(STP) 1: What is evidence-informed policymaking?" *Health research policy and systems.* 2009, 7 Suppl 1:S1.
2. Lavis JN, Oxman AD, Lewin S, Fretheim A. "SUPPORT Tools for evidence-informed health Policymaking(STP)." *Health research policy and systems.* 2009, 7 Suppl 1:I1.
3. Segone M, Pron N. "THE ROLE OF STATISTICS IN EVIDENCE-BASED POLICY MAKING." *UNECE Work Session on Statistical Dissemination and Communication.* Geneva, 13-15 May 2008. URI: http://www.unicef.org/ceecis/evidence_based_policy_making.pdf.
4. Bowen S, Zwi AB. "Pathways to 'evidence-informed' policy and practice: a framework for action." *PLoS Medicine.* 2005, 2(7):e166.
5. Hutchinson E, Parkhurst J, Phiri S, Gibb DM, Chishinga N, Droti B, Hoskins S. "National policy development for cotrimoxazole prophylaxis in Malawi, Uganda and Zambia: the relationship between Context, Evidence and Links." *Health Research Policy and Systems.* 2011, 9 Suppl 1:S6.
6. Hutchinson E. "The development of health policy in Malawi: The influence of context, evidence and links in the creation of a national policy for cotrimoxazole prophylaxis." *Malawi Medical Journal.* 2011, 23(4): 110-115.
7. Sophie Sutcliffe and Julius Court. "Evidence-Based Policymaking: What is it? How does it work? What relevance for developing countries?" *Overseas Development Institute.* November 2005. URI: http://www.odi.org.uk/resources/docs/3683.pdf
8. Lavis JN. "How can we support the use of systematic reviews in policymaking?" *PLoS Medicine.* 2009, 6(11):e1000141.
9. Lavis JN, Wilson MG, Oxman AD, Lewin S, Fretheim A. "SUPPORT Tools for evidence-informed health Policymaking(STP) 4: Using research evidence to clarify a problem." *Health research policy and systems.* 2009, 7 Suppl 1:S4.
10. Lavis JN, Wilson MG, Oxman AD, Grimshaw J, Lewin S, Fretheim A. "SUPPORT Tools for evidence-informed health Policymaking(STP) 5: Using research evidence

to frame options to address a problem." *Health research policy and systems.* 2009, 7 Suppl 1:S5.

11. Fretheim A, Munabi-Babigumira S, Oxman AD, Lavis JN, Lewin S. "SUPPORT tools for evidence-informed policymaking in health 6: Using research evidence to address how an option will be implemented." *Health research policy and systems.* 2009, 7 Suppl 1:S6.
12. Lavis JN, Oxman AD, Grimshaw J, Johansen M, Boyko JA, Lewin S, Fretheim A. "SUPPORT Tools for evidence-informed health Policymaking(STP) 7: Finding systematic reviews." *Health research policy and systems*. 2009, 7 Suppl 1:S7.
13. Lewin S, Oxman AD, Lavis JN, Fretheim A. "SUPPORT Tools for evidence-informed health Policymaking(STP) 8: Deciding how much confidence to place in a systematic review." *Health research policy and systems*. 2009, 7 Suppl 1:S8.
14. Shea BJ, Grimshaw JM, Wells GA, Boers M, Andersson N, Hamel C, Porter AC, Tugwell P, Moher D, Bouter LM. "Development of AMSTAR: a measurement tool to assess the methodological quality of systematic reviews." *BMC Medical Research Methodology*. 2007, 7:10.
15. *Critical Appraisal Skills Programme: 10 questions to help you make sense of reviews*. 2006. URI: http://www.phru.nhs.uk/Doc_Links/S.Reviews%20Appraisal%20Tool.pdf. United Kingdom: Public Health Resource Unit.
16. Oxman AD, Guyatt GH. "Validation of an index of the quality of review articles." *Journal of Clinical Epidemiology*. 1991, 44(11):1271-1278.
17. Lavis JN, Oxman AD, Souza NM, Lewin S, Gruen RL, Fretheim A. "SUPPORT Tools for evidence-informed health Policymaking(STP) 9: Assessing the applicability of the findings of a systematic review." *Health Research Policy and Systems.* 2009, 7 Suppl 1:S9.
18. Oxman AD, Lavis JN, Lewin S, Fretheim A. "SUPPORT Tools for evidence-informed health Policymaking(STP) 10: Taking equity into consideration when assessing the findings of a systematic review." *Health research policy and systems.* 2009, 7 Suppl 1:S10.
19. Lewin S, Oxman AD, Lavis JN, Fretheim A, Garcia Marti S, Munabi-Babigumira

S. "SUPPORT tools for evidence-informed policymaking in health 11: Finding and using evidence about local conditions." *Health research policy and systems*. 2009, 7 Suppl 1:S11.

20. Oxman AD, Fretheim A, Lavis JN, Lewin S. "SUPPORT Tools for evidence-informed health Policymaking(STP) 12: Finding and using research evidence about resource use and costs." *Health research policy and systems*. 2009, 7 Suppl 1:S12.
21. Lavis JN, Permanand G, Oxman AD, Lewin S, Fretheim A. "SUPPORT Tools for evidence-informed health Policymaking(STP) 13: Preparing and using policy briefs to support evidence-informed policymaking." *Health research policy and systems*. 2009, 7 Suppl 1:S13.
22. Lavis JN, Boyko JA, Oxman AD, Lewin S, Fretheim A. "SUPPORT Tools for evidence-informed health Policymaking(STP) 14: Organising and using policy dialogues to support evidence-informed policymaking." *Health research policy and systems*. 2009, 7 Suppl 1:S14.
23. Oxman AD, Lewin S, Lavis JN, Fretheim A. "SUPPORT Tools for evidence-informed health Policymaking(STP) 15: Engaging the public in evidence-informed policymaking." *Health research policy and systems*. 2009, 7 Suppl 1:S15.
24. Oxman AD, Lavis JN, Fretheim A, Lewin S. "SUPPORT Tools for evidence-informed health Policymaking(STP) 16: Using research evidence in balancing the pros and cons of policies." *Health research policy and systems*. 2009, 7 Suppl 1:S16.
25. Guyatt GH, Oxman AD, Vist GE, Kunz R, Falck-Ytter Y, Alonso-Coello P, Schunemann HJ. "GRADE: an emerging consensus on rating quality of evidence and strength of recommendations." *BMJ*. 2008, 336(7650):924-926.
26. Oxman AD, Lavis JN, Fretheim A, Lewin S. "SUPPORT Tools for evidence-informed health Policymaking(STP) 17: Dealing with insufficient research evidence." *Health research policy and systems*. 2009; 7 Suppl 1:S17.
27. Fretheim A, Oxman AD, Lavis JN, Lewin S. "SUPPORT tools for evidence-informed policymaking in health 18: Planning monitoring and evaluation of policies." *Health research policy and systems*. 2009, 7 Suppl 1:S18.
28. "SUPPORT collaboration." *Tool for policy makers*. URI: http://www.support-

collaboration.org/policy.htm

29. Shea B, Grimshaw J, Wells G, Boers M, Andersson N, Hamel C, et al. "Development of AMSTAR: a measurement tool to assess the methodological quality of systematic reviews." *BMC medical research methodology*. 2007, 7(1):10-17. Reproduced table. BioMed Central(Original publisher) and revised AMSTAR: Cochrane colloquium 2010.

30. 김수영, 박지은, 서현주, 이윤재, 손희정, 장보형, 서혜선, 신채민. 〈NECA 체계적 문헌고찰 매뉴얼〉. 《한국보건의료연구원》. 2011.

4. 정책 평가를 위한 도구

어떤 현상이 발생하였을 때 그 원인을 알게 되면 정책도구를 사용하여 그 원인을 변경시킴으로써 결과를 원하는 대로 바꿀 수 있게 된다. 따라서 정확한 인과관계를 밝혀내는 것은 사회과학에 있어서 매우 중요하다. 하지만, 현실에서는 원인이 외생적으로 변경되는 기회가 잘 존재하지 않아 인과관계를 찾는다는 것이 쉽지 않다. 또한, 정책을 실행하고 나서 그 정책의 효과를 정확히 판단하기 위해서라도 정책만의 효과를 측정하는 것은 대단히 중요하다고 하겠다. 이 장에서는 두 가지의 계량 방법을 사용하여 인과관계를 찾을 수 있는 상황을 이론적으로 설명하고 아울러 예를 덧붙여 실증적으로 분석하도록 한다.

A. 이중차분법(Difference in difference Method)

이중차분법은 자연과학에서 실험실에서 실험을 할 때 실험집단과 통제집단을 두어 원인과 결과를 밝혀내는 것과 개념상 비슷한 방법이다. 사회과학에서는 도의상, 현실적 여건상 자연과학에서와 같은 실험을 할 수는 없는 경우가 많지만 사건(Treatment)이 발생하지 않았으면 실험집단과 똑같을 통제집단을 찾아내고 그 통제집단이 사건이 없었을 때 실험집단의 전후 변화를 나타낼 것으로 가정하고 인과관계를 찾아볼 수 있다.

〈표 4-1〉을 가지고 설명해 보면 대조군은 사건이 없었을 경우 실험집단이 보일 추세인 d-c만큼의 변화가 발생하였다. 사건이 발생한 실험집단에서는 b-a

표 4-1. 이중차분법

항목	사건 발생 전	사건 발생 후	차이
실험집단(사건 발생)	a	b	b-a
통제집단	c	d	d-c
차이			(b-a)-(d-c)

만큼의 변화가 있었는데 이것은 사건이 없었을 때에도 다른 요인에 의해 생길 변화와 사건의 영향에 의해 생긴 변화로 나누어질 수 있다. 사건이 없었을 때 생긴 변화는 d-c에 잡혀 있고 b-a에는 두 가지의 합이 잡혀 있다. 따라서 두 수치의 차는 순수히 사건 발생에 따른 변화분만을 나타내게 된다.

1) 이중차분법을 사용한 예

국내에서는 2003년 4월 1일부터 국민건강증진법 시행규칙 제6조와 제7조를 개정하여 연면적 3,000㎡ 이상의 사무용 건축물 및 연면적 2,000㎡ 이상의 복합건축물 등에 대해 당해 시설 전체를 금연구역으로 지정하거나 일부 시설만을 금연구역으로 지정하려는 경우는 해당 건축물의 사무실, 회의장, 강당 및 로비를 금연구역으로 지정하여야 한다고 명시하였다. 이에 따라 사무실 내의 실내 흡연의 강제 규제가 시작되었고 이러한 금연 정책의 효과가 어떤 영향을 나타내는가는 사회적으로 중요한 질문이 되었다. 하지만, 개정된 법이 지역적 구분 없이 한국 내에 거주하는 모든 사람들을 대상으로 시행되었고, 한국의 흡연율이 법 시행 이전부터 감소하는 추세에 있었기 때문에, 과연 이 법의 시행이 얼마만큼 영향을 미쳤는지를 정확히 찾아내는 것은 어려운 일이다.[7] 논문에서는 이중차분법을 이용하여 인과관계를 밝히고자 한다. 주요 아이디어는 법 개정이 사무실 내의 실내 흡연을 금지시켰다는 점을 이용하였다. 즉, 내근직은 이 개정의 영향을 받지만 외근직은 상대적으로 영향을 덜 받는다는 점에 착안하여 내근직을 실험집단으로 외근직을 대조집단으로 사용하였다.

자료로는 '국민건강영양조사'라는, 한국을 대표하는 설문조사 중 법 개정 전에 조사된 2001년 설문과 법 개정 후에 조사된 2005년 설문을 사용하였다.

국민건강영양조사의 설문 항목 중 '일하시는 직장 내 작업공간에서 담배를 피울 수 있습니까?'라는 문항을 이용하여 확인해 보았을 때 전문행정관리직, 사무직은 각각 68%, 62%가 작업공간 내 금연으로 답한 반면 판매 서비스직과 기능단순노무직은 41%, 40%만이 작업공간 내 담배를 피울 수 없다고 하여 이 들 직군을 각각 내근직과 외근직으로 구분하였다.

• 계량경제학적 모델

회귀 분석을 이용한 이중차분법은 다음과 같다.

$$Y_{it} = X_{it}b + Y2005_t \times Treat_{it}\, c + Y2005_t\, d + \gamma_i + Region_i + \varepsilon_{it}$$

여기서 Y2005는 사건 후를 나타내는 더미변수로 2005년 설문에는 1로, 2001년 설문에는 0으로 기입되었다. 다른 필요한 더미변수는 Treat로 실험집단인지 통제집단인지를 나타내며 실험집단이면 1로 통제집단이면 0으로 정하여졌다. 위 표에서 (b-a)-(d-c)로 표시된 우리의 관심변수는 Y2005와 Treat가 곱해진 항에 나타난다. 위 식에서는 추정치 c가 우리가 관심 있어 하는 법 개정으로 인한 종속변수의 변화만을 나타내는 것이다. X는 교육 수준, 나이, 나이의 제곱, 성별, 2005년 기준 월 평균 가구별 실질소득, 교육 정도, 14세 미만 자녀의 존재 유무 등이며 직종별로 있을 수 있는 흡연에 대한 차이를 통제하기 위하여 직종별 더미(γ)를 포함하였다.

흡연율을 살펴보면 국민건강증진법 강화 전에는 41%였다가 법 개정 후인 2005년에는 4.1%p 가 감소한 것으로 나타났다.

2) 다른 예들

Finklestein은 백신산업에서 다음의 정책들의 효과가 얼마나 되는지를 측정하였다.[2] 고려된 세 가지의 정책은 1991년의 B형 간염(Hepatitis B)의 예방접종을 모든 어린이에게 권고한 것과, 1993년의 메디케어 대상자 전원에게 독감 예방접종을 무료로 시행하기로 한 것, 그리고 1986년의 백신 부작용 보상기금(Vaccine injury compensation fund)의 도입에 따라 제약회사들은 소아마비(polio), 디프테리아, 파상풍(diphtheria, tetanus: DT), 홍역, 볼거리, 풍진(measles, mumps, rubella: MMR), 그리고 백일해(pertussis)에 대해서는 백신 부작용으로 인한 손해배상을 걱정하지 않게 된 정책들을 말한다.

이들 정책은 수요를 증가시키거나 한계 비용을 감소시킴으로써 새로운 약의 개발을 증가시킬 유인을 제공하였으며 실증적으로 얼마나 영향을 미쳤는지를 보기 위해서는 이러한 정책이 존재하지 않았을 경우 신약 개발과의 차이를 정책의 효과로 평가하여야 한다.

표 4-2. 백신 샘플의 질병에 대한 설명

질병명	통제집단이 포함되어 있는가?			백신 하나당 1년에 시행하는 새로운 임상실험의 평균 수		백신 승인 연도
	초기 임상실험	과거 승인	기술	1983-1986	1996-1999	
치료된 질병						
• B형 간염	V	V	V	1.25	3.25	1981
• 인플루엔자 (독감 예방)		V	V	0	3	1945
• 소아마비	V	V		0.5	0.75	1955
• 디프테리아, 파상풍	V	V		0.25	2.75	1949
• 홍역, 볼거리, 풍진	V	V		0.25	0.25	1971
• 백일해	V	V	V	0.5	2.25	1914
통제집단 질병(모든 임상)						
• 말라리아	V			0.25	1	승인되지 않음
• 장티푸스	V	V		0.5	0.5	1914
• 뇌수막염		V		0	2	1974
• 헤르페스			V	0	0.25	승인되지 않음
• 로타바이러스			V	0	0.25	1998

위 표에 제시된 질병들은 모두 모든 임상실험에 포함된 것이다. 첫 번째 세 행은 이 질병들 중 어떠한 질병이 더 통제집단의 성격과 맞는지를 보여 준다. 치료된 질병의 경우 어떠한 치료된 질병이 이 정의에 부합하는지를 나타낸다. '초기 임상실험'은 1987년 전에 적어도 한 번의 새로운 임상실험을 한 질병을 말한다. '과거 승인'은 1983년(데이터의 시작연도) 이전에 백신 승인이 있었던 질병들을 의미한다. '기술'은 Institute of Medicine(1985)에서 미국에서 수십 년 내에 실제적인 보건의료 이익을 가져올 새롭거나 향상된 백신을 개발할 수 있는 가능성을 가진 것으로 나열된 질병으로 구성되어 있다.

출처: Finklestein(2004), 541쪽 〈표 2〉에서 발췌

$$\text{Newtrials}_{it} = \alpha_i + \lambda \text{ADOPT}_{it} + \gamma_t + \varepsilon_{it}$$

종속변수는 새로운 백신의 임상실험이 몇 건이나 이루어졌는가이며 우리가 관심을 가지는 ADOPT는 어떤 정책이 질병 i에 대해 t연도에 실행되었음을 나타내고 이러한 변화가 종속변수에 얼마나 영향을 미치는가를 추정하고 있다. 이를 위해서는 정책이 없었을 경우 종속변수가 얼마나 변화했을지를 나타내 줄 통제집단이 필요한데 이러한 통제집단으로 4가지를 각각 사용하고 있다. 먼저, 측정 기간 동안 최소 한 건 이상의 새로운 임상실험이 있었지만 고려된 정책에 의해 영향을 받지 않은 26개의 질병과 관련 있는 백신들을 '모든 임상실험'이라는 이름의 통제집단으로 하였다. 두 번째로는 1983년과 1986년 사이에 최소 하나의 새로운 임상실험이 이루어진 7개의 질병에 대한 백신들을 '초기 임상실험'이라는 이름하에 두 번째 통제집단으로 사용하였다. 세 번째로 자료 존재 이전 기간에 최소한 하나 이상의 승인이 존재한 백신을 '과거 승인'으로 살펴본다. 그리고 마지막으로 '기술'은 미국에서 수십 년 내에 실제적인 보건의료 이익을 가져올 백신을 개발할 수 있는 가능성을 가진 질병들이다. 이에 대한 자세한 분류는 〈표 4-2〉에 나타나 있다.

〈표 4-3〉에서는 위에서 언급된 식을 추정한 결과를 나타내고 있는데 이는 정책의 영향을 받은 백신들은, 매년 연관된 질병에 대해 1.2에서 1.3개 증가된 새로운 임상실험이 이루어지고 있다는 것을 보여 주고 있다. 이 값은 서로 다른 네 개의 통제집단을 사용하였을 때 거의 비슷하게 나타나고 있다.

표 4-3. 새로운 임상실험 횟수에 대한 정책의 효과

항목	모든 임상실험	초기 임상실험	과거 승인	기술
채택(ADOT)	1.210*** (0.184)	1.307*** (0.273)	1.233*** (0.263)	1.212*** (0.242)
종속변수의 평균	0.48	0.87	0.75	0.73
질병의 수	32	13	13	15
N	544	221	221	255

결과는 OLS 추정치이다. 가장 첫 번째 열은 사용된 통제집단을 의미한다. 모든 회귀 분석은 연도와 질병 고정효과를 포함하고 있다. 조정되지 않은 표준 오차는 괄호 안에 표기되어 있다. ***, **, *는 각각 조정되지 않은 p값을 이용하여 1%, 5%, 10% 수준의 유의성을 나타낸다.

출처: Finklestein(2004), 542쪽 〈표 3〉에서 발췌

B. 회귀불연속설계(Regression discontinuity design)

이론적인 회귀불연속설계(RD)를 Imbens and Lemieux의 그림을 가지고 설명한다.[6] RD가 인과관계로 해석되기 위해서는 누가 영향을 받고 누가 받지 않았는지가 전적으로 혹은 부분적으로 어떤 일정한 규칙에 의해 정해져야 하고 그 규칙이 없다면 영향을 받은 집단과 받지 않은 집단은 불연속 없이 연속적이고 부드러운 값들을 보여야만 한다. Imbens and Lemieux는 RD를 예리한(Sharp) 모형과 퍼지(Fuzzy) 모형으로 나누고 있다.[6] 예리한 모형은 〈그림 4-1〉에 그려진 것처럼 규칙이 정해진 곳 이전에는 확률 0, 이후에는 확률 1로 변화하는 경우이다. 퍼지 모형은 〈그림 4-3〉에 그려진 것처럼 규칙이 정해진 곳에서 확률이 경계에서 0부터 1까지 변화하는 것이 아니라 경계 이전에 이미 상승하기 시작하고 경계 이후에도 1보다 낮은 곳에서 시작하여 점차 1로 증가하는 경우

그림 4-1. 배정 확률(SRD)

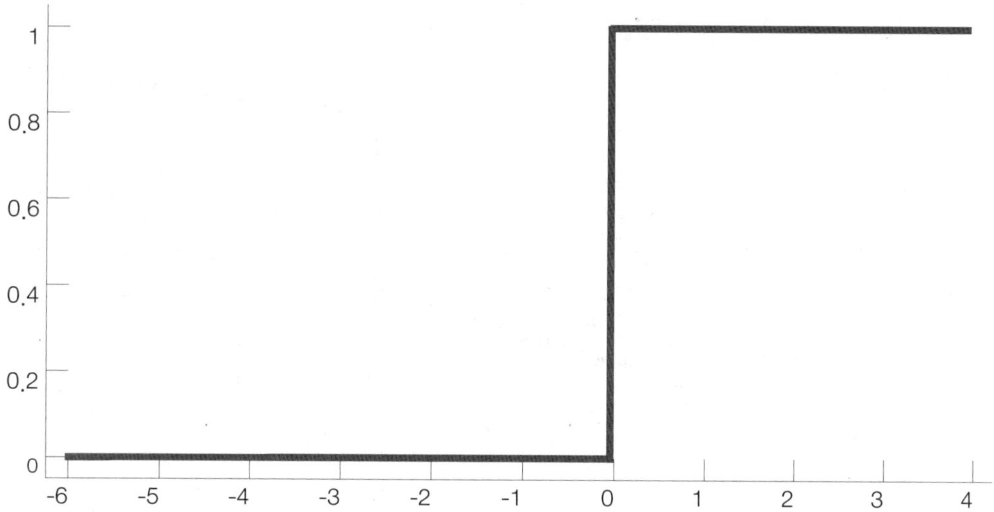

출처: Imbens and Lemieux(2008)

그림 4-2. 잠재되어 있거나 관측된 결과 회귀함수(SRD)

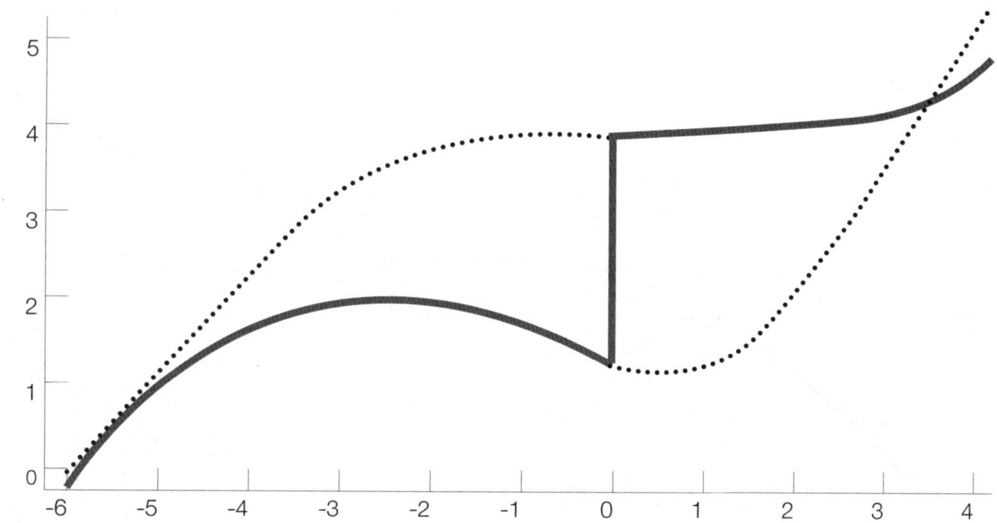

출처: Imbens and Lemieux(2008)

그림 4-3. 배정 확률(FRD)

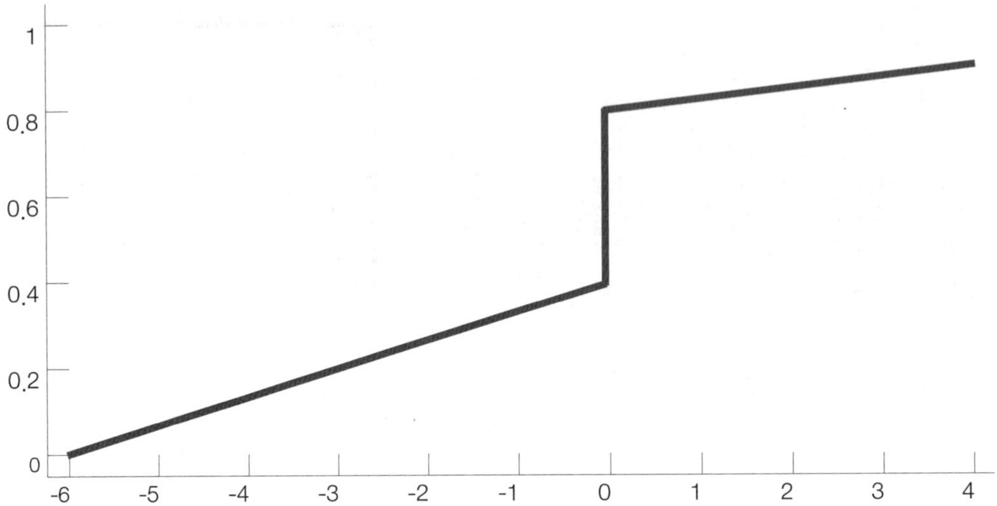

출처: Imbens and Lemieux(2008)

그림 4-4. 잠재되어 있거나 관측된 결과 회귀함수(FRD)

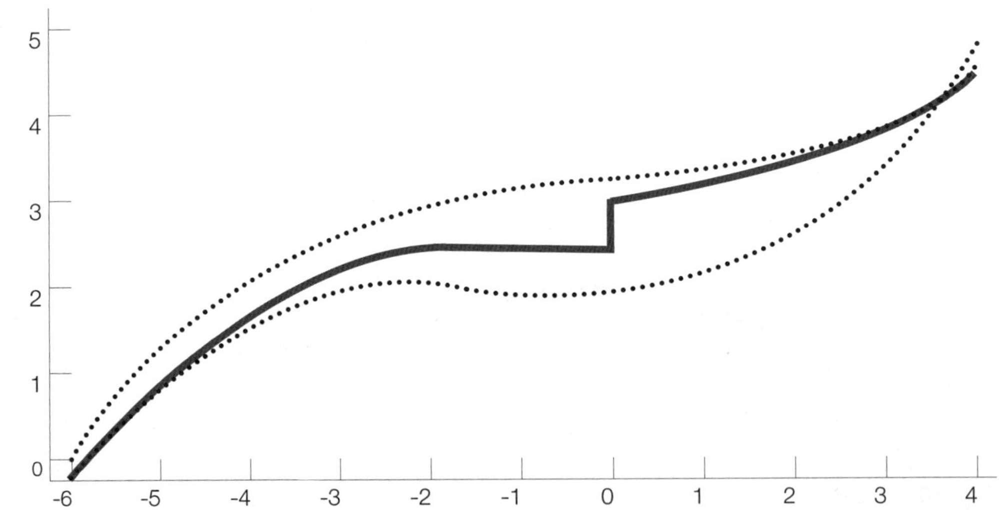

출처: Imbens and Lemieux(2008)

를 말한다. 〈그림 4-2〉와 〈그림 4-4〉에서는 예리한 모형과 퍼지 모형의 경우에 세 가지 조건부 기대치를 표시하고 있다. 점선들이 영향을 받은 집단과 영향을 받지 않은 집단이 실험 전후에 어떤 가상적인 기대치를 가질지를 설명하고 있다. 이들은 현실에서는 관측되지 않는 값이다. 여기에 실선은 현실에서 관측되어지는 값이다. 그리고 수평축의 값 0에서 보여진 불연속적인 증가가 인과관계의 크기를 말해 준다.

1) 회귀불연속설계를 사용한 예

다음에는 Card, Dobkin and Maestas의 예를 가지고 회귀불연속설계를 살펴보기로 한다.[3]

회귀불연속설계를 사용하기 위해서는 두 변수 사이에 아주 부드러운 관계가 존재하여야 하는데, 예를 들면, 성인의 경우에는 의료 서비스의 이용은 나이가 들어감에 따라 증가하게 된다. 30세부터 80세까지를 가정해 보면 평균적으로 30대보다는 40대가, 60대보다는 70대가 의료 서비스를 더 많이 사용한다는 것이다. 이 경우 의료 서비스 이용은 나이에 따른 아주 부드러운 증가의 관계라고 생각할 수 있다.

보험의 존재는 개개인이 직접 지불하는 의료 서비스의 가격을 하락시키는 효과가 있어 의료 서비스의 소비량은 증가한다. 여기에서 우리가 궁금해 하는 문제인 소비량 증가의 크기가 얼마나 될지는 실증 분석의 문제가 된다.

미국의 경우에는 65세가 되기 전에는 일하고 있는 회사로부터 의료보험을 제공받고 이 의료보험은 회사별로 이질적이고 또한 회사 내에서도 개인 선택의 여지가 있는 경우가 많아 개인의 의료보험은 여러 가지 개개인의 특성과 결부되어 내생적으로 결정된다. 즉, 좋은 직장에 있는 사람들은 대개 보장성이 높은 보험을 보유하고 직장이 없으면 심지어 보험이 없기도 한다. 이런 경우에 서로 다른 종류의 보험을 가진 사람들을 비교하여서는 보험으로 인한 의료 서비스 변동의 불편추정치를 찾을 수 없다. 예를 들어, 좋은 보험을 가지고 있는 사람이 더 건강한 사람이고 보험이 없는 사람이 건강 상태가 안 좋은 사람이라면 이 둘을 비교하면 보험에 기인한 의료 서비스의 이용은 과소추정될 것이다.

하지만, 대부분의 사람들이 더 이상 일을 하지 않게 되는 만 나이 65세가 되면 모든 사람들이 메디케어라는 동일한 보험을 제공받게 된다. 메디케어는 보장성이 좋은 단일 종류의 보험이다. 이 외생적인 변화를 이용하여 보험의 유무가 얼마나 의료 서비스의 사용에 영향을 미치는가라는 현실적으로 매우 중요한 질문에 회귀불연속설계방법론을 사용하여 인과관계를 찾고자 한다. 64세와 65세 사이에 의료 서비스 이용에 차이가 있을 요인은 오직 65세에 시작되는 메디케어만을 제외하고는 없다는 것이 이 방법을 적용할 수 있는 큰 전제이다.

먼저, 64세와 65세 사이에 의료보험을 가진 비율의 급격한 변화가 필요하다. 위의 Card, Dobkin and Maestas의 〈그림 4-5〉를 보면 National Health Interview Survey(NHIS)를 이용하여 계산된, 교육 수준이 낮은 소수민족일수록 64세까지 의료보험이 없다가 65세가 되면서 보험이 생기는 비율이 증가하는 것을 볼 수 있다.[3] 64세 이전에도 회사에서 제공하는 의료보험이 있던 사람들은

그림 4-5. 의료보험 가입: 연령과 인구학적 그룹

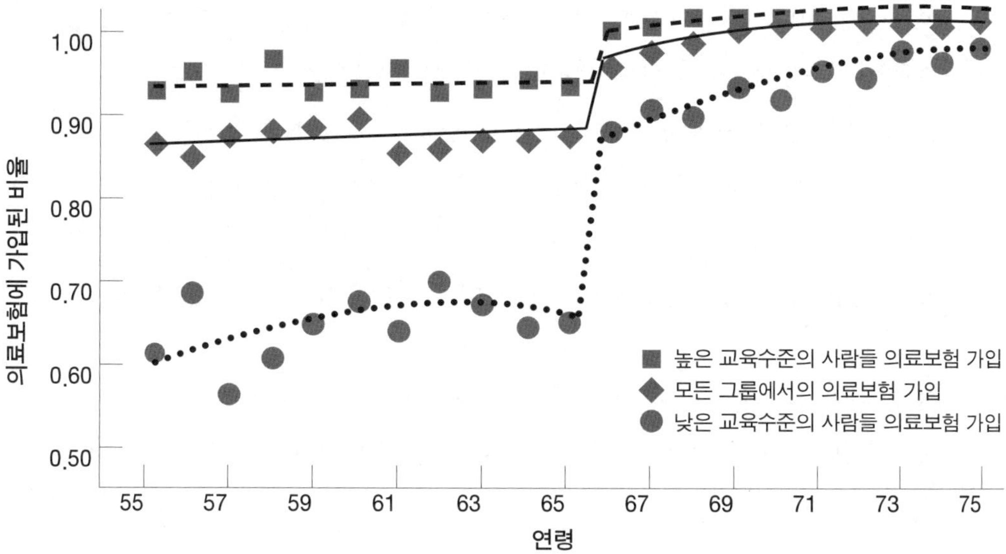

출처: Card, Dobkins and Maestas(2008)

65세가 되었을 때 보험을 가진 비율이 여전히 증가하기는 하지만 그 크기는 5%p 증가에 그치고 있음을 알 수 있다.

• 계량경제학적 모델

$$Y_{ija} = X_{ija} + h_j(a) + da\pi + V_{ija}$$

$h_j(a)$는 j그룹에 대해서 나이 (a)에 따라 변화하는 함수이다. da는 나이가 65세나 그 이상이 되었다는 더미변수이다. 회귀불연속설계는 da에 잡히게 된다.

위의 Card, Dobkin and Maestar의 예에서 40분기 이상을 일한 사람들(대부분의 사람들이 해당)은 만 65세가 되는 달부터 메디케어 의료보험의 보장 대상이다. 분기 단위로 생각해 보면 만 65세가 되는 260분기부터 메디케어가 적용된다. 따라서 260분기에 0이 되고 그 이전에는 음의 값을, 그 이후에는 양의 값을 갖는 부드러운 함수인 $h_j(a)$를 만들고 이를 독립변수에 포함한다. 이 $h_j(a)$는 일차선형함수보다 자유로운 함수 형태를 가지도록 이차함수 또는 그 이상의 다항식을 사용하였다. 65세 전후로 기울기도 달라질 수 있으므로 $h_j(a)$와 65세의 더미변수를 서로 곱하여 설명변수에 포함시키기도 하였다.

이러한 독립변수들은 나이의 증가에 따른 건강의 지속적인 변화를 반영하게 될 것이다. 우리가 관심을 기울이는 65세가 되면 모든 사람이 보험을 받게 되는 변화를 먼저 확인하자.

〈표 4-4〉의 두 번째 열의 숫자들이 RD에 잡힌 변화들을 이야기해 준다. 즉, 메디케어의 혜택을 받는 비율이 65세가 될 때에 59.7%p나 증가하였다는 것을 나타낸다. 메디케어를 65세 이전에도 받는 경우가 있었으므로 이 증가율이 100%가 아닌 것이다. 네 번째 열은 사람들이 의료보험을 가진 비율을 나타내고 이는 9.5%p 증가하는 것을 보여 주고 있다.

〈표 4-5〉에서 '비용 때문에 진료를 미룬 적이 있는가'라는 NHIS의 질문으로 의료 이용이 얼마나 증가할지에 대한 reduced form의 측정치를 보여 주고 있다. 두 번째 열에서 작년에 비용 때문에 의료 서비스 이용을 미룬 비율이 거의 모든 사람들이 보험 혜택을 받게 되는 65세가 되면서 1.8%p 감소하였다. 이러한 패턴을 출신별로 살펴보면 소수민족의 경우에는 변화의 폭이 더 크고 소수민족 중에서도 교육 수준이 낮을수록 더 큰 변화가 있음을 알 수 있다.

표 4-4. 65세 전 보험의 특징과 65세의 추정불연속성

대상	메디케어		보험	
	63-64세	65세의 RD	63-64세	65세의 RD
1. 전체 자료	12.3	59.7(4.1)	87.9	9.5(0.6)
• 민족성과 교육으로 분류: 히스패닉계가 아닌 백인				
2. 고교 중퇴	21.1	58.5(4.6)	84.1	13.0(2.7)
3. 고졸	11.4	64.7(5.0)	92.0	7.6(0.7)
4. 전문대졸 이상	6.1	68.4(4.7)	94.6	4.4(0.5)
• 민족성과 교육으로 분류: 소수민족				
5. 고교 중퇴	19.5	44.5(3.1)	66.8	21.5(2.1)
6. 고졸	16.7	44.6(4.7)	85.2	8.9(2.8)
7. 전문대졸 이상	10.3	52.1(4.9)	89.1	5.8(2.0)
• 민족성으로만 분류				
8. 히스패닉계가 아닌 백인	10.8	65.2(4.6)	91.8	7.3(0.5)
9. 히스패닉계가 아닌 흑인	17.9	48.5(3.6)	84.6	11.9(2.0)
10. 히스패닉계	16.0	44.4(3.7)	70.0	17.3(3.0)

홀수열은 63-64세의 각 분류당 보험 특징의 백분율을 나타낸다. 짝수열은 65세와 그 이상을 나타내는 가변수의 교차항과 나이의 이차항이 포함된 모형의 65세 때 회귀불연속설계의 추정 결과를 나타낸다. 성별, 인종/민족성, 교육수준, 지역, 표본연도가 통제변수로 포함되어 있다. 추정치는 1999-2003 NHIS의 각 연도의 접합 자료를 이용한 선형확률모형을 이용하였다. ( )는 표준오차를 나타낸다.

출처: Card, Dobkins and Maestas(2008), 〈표 1〉에서 발췌

표 4-5. 65세 전 의료 서비스 이용의 측정과 65세의 추정불연속성

대상	1997-2003 NHIS	
	작년에 의료 서비스 이용을 미룸	
	63-64세	65세의 RD
1. 전체 자료	7.2	-1.8(0.4)
• 민족성과 교육으로 분류: 히스패닉계가 아닌 백인		
2. 고교 중퇴	11.6	-1.5(1.1)
3. 고졸	7.1	0.3(2.8)
4. 전문대졸 이상	6.0	-1.5(0.4)
• 민족성과 교육으로 분류: 소수민족		
5. 고교 중퇴	13.6	-5.3(1.0)
6. 고졸	4.3	-3.8(3.2)
7. 전문대졸 이상	5.4	-0.6(1.1)
• 민족성으로만 분류		
8. 히스패닉계가 아닌 백인	6.9	-1.6(0.4)
9. 히스패닉계가 아닌 흑인	7.3	-1.9(1.1)
10. 히스패닉계	11.1	-4.9(0.8)

첫 번째 열은 63-64세의 각 분류당 작년에 의료 서비스 이용을 미룬 횟수의 평균을 나타낸다. 두 번째 열은 65세와 그 이상을 나타내는 가변수의 교차항과 나이의 일차항이 포함된 모형의 65세 때 회귀불연속설계의 추정 결과를 나타낸다. 성별, 인종/민족성, 교육수준, 지역, 표본연도가 통제변수로 포함되어 있다. 추정치는 1997-2003 NHIS의 각 연도의 접합 자료를 이용한 선형확률모형을 이용하였다. ( )는 나이의 4분위수로 Cluster된 표준오차를 나타낸다.

출처: Card, Dobkins and Maestas(2008), 〈표 3〉에서 발췌

2) 다른 예들

주의력결핍 과잉행동장애(Attention deficit/Hyper activity disorder: ADHD)는 어린이들 사이에 가장 흔하게 진단이 내려지는 행동장애로 OECD 국가에서 8–12% 정도의 아이들이 이 병으로 진단받고 있다.[1] 미국에서는 1991년과 2005년 사이에 주의력결핍 과잉행동장애가 의료인들 사이에서 점차 질병으로 인식됨에 따라 이에 대한 약물 치료제가 동 기간 동안 700%나 증가하였다.[5] 이러한 급격한 진단 증가가 과연 정확한지는 대단히 중요한 질문이다. 대부분의 진단은 1차적으로 학교에서 교사에 의해 판단되는 경우가 많다. 주의력결핍 과잉행동장애는 연령과 관련이 있는 질병이 아니다. 주의력결핍 과잉행동장애가 없는 어린이라도 나이가 어릴수록 소란스럽고 수업 중에 집중력이 저하될 가능성은 존재한다. Elder의 논문에서는 학교에서의 상대적 나이에 따라 주의력결핍 과잉행동장애 진단의 확률이 변하는가를 측정하였다.[4] 즉, 같은 학년에서 나이가 어린 학생일수록 정상적인 아이들 사이에도 나타날 수 있는 소란스러움과 집중력 저하가 주의력결핍으로 진단되는 확률이 얼마나 증가하는지를 회귀불연속설계를 이용하여 정해진 학교 입학 연령 직전과 직후 한 달간을 서로 비교함으로써 확인하고자 하였다.

〈그림 4-6〉에서 의무교육이 시작되는 유치원 입학을 결정짓는 생일 직전과 직후에서 주의력결핍 과잉행동장애 진단 확률을 보면 부드러운 관계가 아닌 변화를 보이고 있다. 마이너스 날짜들은, 예를 들면, 3월 15일 이전 출생자가 입학하는 경우 3월 14일에 출생한 학생은 금년에 학교를 다니기는 하지만 그 학년에서 가장 어린 학생이며 반대로 3월 16일 출생자는 다음 해에나 입학하게 되고 내년에 그 학년에서 가장 나이가 많은 학생으로 학교 생활을 하게 된

그림 4-6. 주의력결핍 과잉행동장애 진단

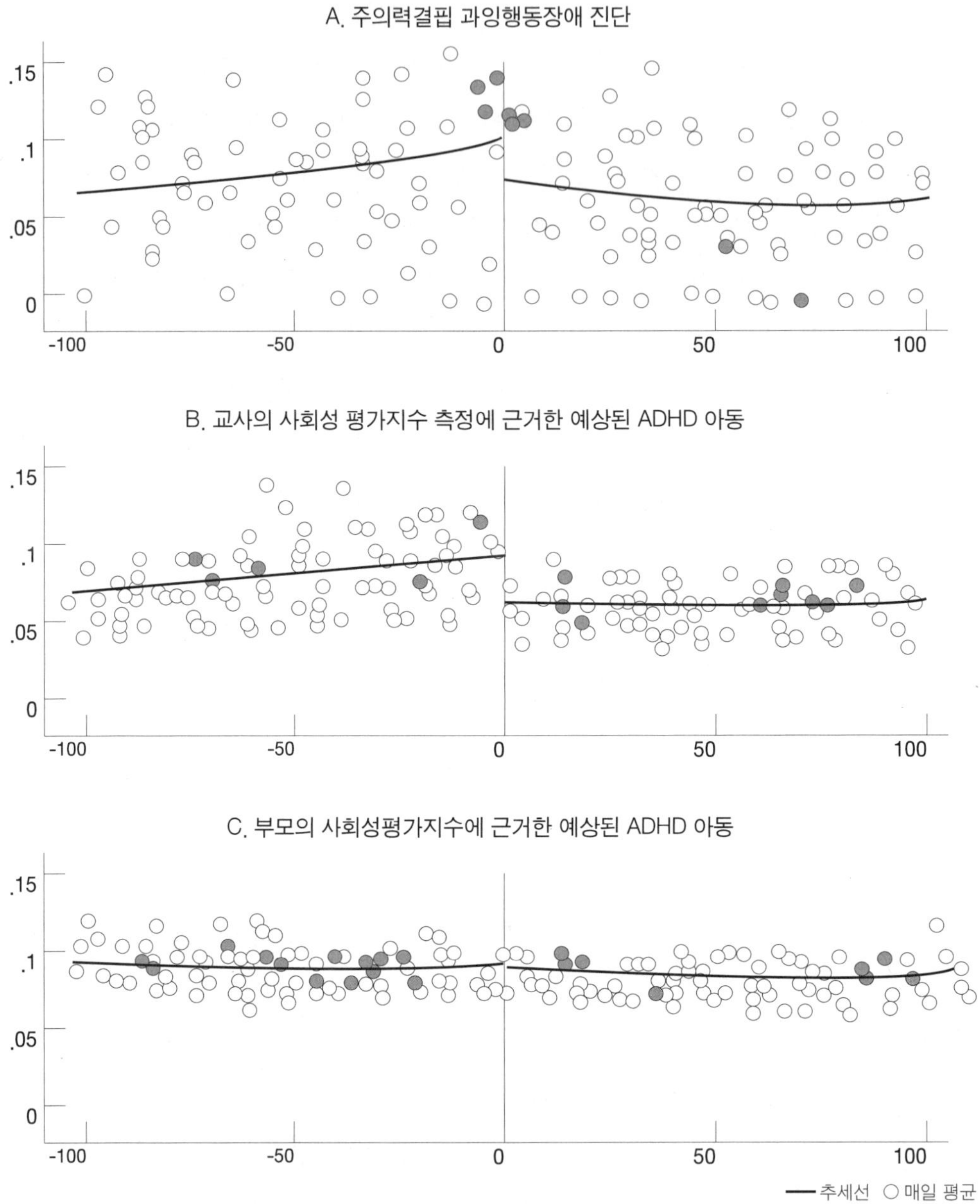

출처: Elder1(2010)

다. 그래프 A에서는 같은 학년에서 나이가 어릴수록 주의력결핍 과잉행동장애 진단이 불연속적으로 증가함을 보여 주고 있다. 선생님들이 학생들의 사회적, 감정적, 정신적 발달 상태를 측정하기 위해 24가지 측면에서 평가한 점수의 합으로 사회성 평가지수(Social Rating Scales)를 측정하는데, 선생님들의 평가에 기초해서 각 학생이 주의력결핍 과잉행동장애로 진단될 확률을 보면 역시 학년에서 나이가 어린 학생들이 진단될 확률이 불연속적으로 증가함을 알 수 있다(그래프 B). 그래프 C는 부모가 평가한 본인 자녀의 사회성 평가지수에 기초하여 주의력결핍 과잉행동장애 진단 확률을 표시한 것으로 여기에서는 종전의 불연속성은 보이지 않는다.

논문은 결론적으로 주별 취학 가능 생일 직전 1개월에 태어난 동 학년에서 가장 어린 아이들이 주의력결핍 과잉행동장애 진단을 받을 확률은 8.4%인 반면 취학 가능 생일 직후 1개월에 태어나 일 년을 기다린 동 학년에서 가장 나이 많은 아이들이 같은 병으로 진단받을 확률은 5.1%로 급격히 낮아지며 이는 이러한 진단들이 선생님의 학급 내에서 나이 어린 학생들의 행동들에 대한 나이를 고려하지 않은 평가에 기인될 수 있음을 주장하고 있다.

참고문헌

1. Biederman, J., Faraone, S.V.(2006) "Attention-deficit hyperactivity disorder." *The Lancet.* 366(1), pp.237–248.
2. Finklestein, A.(2004, May) "Static and Dynamic Effects of Health Policy: Evidence from the Vaccine Industry." *The Quarterly Journal of Economics*. pp.527-564.
3. Card, D, Dobkin, C. and Maestas, N.(2008) "The Impact of Nearly Universal Insurance Coverage on Health Care Utilization: Evidence from Medicare." *The American Economic Review*. Vol. 98. Issue. 5. pp.2242-2258.
4. Elder, T.(2010) "The Importance of Relative Standards in ADHD diagnoses: Evidence based on exact birth dates." *Journal of Health Economics*. 29. pp.641-656.
5. Mayes, R., Erkulwater, J.(2008) "Medicating kids: pediatric mental health policy and the tipping point for ADHD & stimulants." *Journal of Policy History.* 20(3). pp.309–343.
6. Imbens, G. and Lemieux, T.(2008) "Regression Discontinuity Designs: A Guide to Practice", *Journal of Econometrics.* 142. pp.615-635
7. 김범수, 김아람(2009). 〈금연법 강화가 흡연에 미치는 영향〉. 《한국개발연구》. 31(2). pp.127-153.

5. WHO-CHOICE 프로그램

A. WHO-CHOICE 프로그램의 필요성과 소개*

최근의 보건의료 분야의 주요 관심사 중 하나는 증가되는 비용에 대한 고려라 할 수 있다. 따라서 보건의료 분야 전반에서 비용에 대비되는 효과, 즉 효율성에 대한 고려가 강조되고 있으며, 이는 개별적인 기술뿐 아니라, 보건의료 정책에서도 동일하다. 건강증진에 관련된 중재의 경우 일차 예방적 성격 때문에 다른 분야에 비해 비교적 비용효과적이라고 가정할 수는 있으나 개별 건강증진 관련 중재 간의 효율성의 차이는 존재할 수 있다. 즉 비슷한 수준의 자원으로 수행될지라도 건강증진 정책의 종류에 따라 건강의 개선 정도는 차이가 있을 수 있으며, 이런 차이는 정책과 직접적으로 관련 없는 대상자의 교육 수준 등과 같은 다른 요소의 영향일 수도 있지만, 건강증진 정책 자체의 차이에도 기인할 수 있다. 다시 말해 적은 비용으로 큰 효과를 얻을 수 있는 프로그램이 있는 반면, 막대한 비용을 들이고도 그 효과는 매우 미미한 프로그램이 있을 수 있고, 따라서 효율성에 대한 검증은 반드시 필요하다.[1,2] 예를 들어 하나의 집단을 대상으로 할 때 흡연율 감소를 위해서 금연클리닉과 가격 인상, 광고 금지, 흡연구역 설정과 같은 다양한 중재 중 어떤 중재가 우선 시행되어야 하느냐의 문제는 중재의 비용 대비 효과에 대한 고려를 요구한다. 이러한 점을 감안한다면, 건강증진 정책에 있어서도 우선순위의 결정이 필요하고, 건강증진 정책의 효율성을 판단할 수 있는 객관적 증거는 정책 결정자에게 유용한 정보가 될 수 있다.[3]

* 2011년 6월 《보건교육건강증진학회지》에 게재된 〈WHO-CHICE 프로그램: 건강증진 정책의 비용효과분석도구〉에 수록된 원고를 일부 수정한 것임을 밝혀 둠.

하지만 보건의료 분야의 의사결정에 있어, 비용 대비 효과가 중요한 결정 요소라 할지라도, 효율성을 평가하는 활동 역시 자원이 소모되는 활동이다. 즉 평가를 시행할지 여부조차도 평가가 필요할 수 있을 것이다. 특히 이러한 경제성 평가는 개별 국가, 특히 저개발 국가에서 실시하기에는 어려움이 따를 수 있다. 또한 통상적인 경제성 평가, 특히 임상 현장의 단일 기술이 아닌 정책의 경제성 평가를 시행하는 데는 추가적인 문제가 있는데, 이는 경제성 평가를 시행하는 데 있어 방법론의 차이이다. 경제성 평가에는 그 성격상 여러 가지 가정을 가질 수밖에 없으며, 이는 결과상의 차이를 초래한다. 물론 이러한 방법론상의 차이는 개별 국가의 현재의 정책적 상황을 반영한다는 점에서 장점으로 평가할 수도 있으나, 다른 국가에서 시행된 경제성 평가 연구 결과를 인용하여, 개별 국가에서 정책 결정을 위한 자료원으로 사용하는 데는 어려움을 초래하게 된다. 더 나아가서는 동일한 국가에서 시행된 경제성 평가 연구 결과라 할지라도, 방법론상의 차이로 인해 어느 중재가 더 효율적인지 판단하는 데 어려움이 초래되기도 한다. 예를 들어 앞서 언급한 흡연 규제정책의 효율성에 대한 평가에서 금연클리닉과 가격 인상에 대한 연구에 적용된 가정—예를 들어 할인율—이 상이하다면, 두 연구 결과는 동일하게 비교될 수는 없다. 물론 경제성 평가에서 실시되는 민감도 분석은 이러한 상이한 가정으로 인한 차이를 완화시키는 역할을 할 수 있지만, 여전히 다른 방법론으로 인해 연구 결과가 달라질 가능성은 상존한다.

따라서 세계보건기구(World Health Organization: WHO)는 경제성 평가방법론을 표준화하여, 개별 국가에서 정책의 효율성을 판단할 수 있도록 도울 필요성을 느끼게 되었으며, 이는 WHO-CHOICE(CHOosing Interventions that are Cost-Effective) 프로그램의 출범으로 이루어졌다.[3] WHO-CHOICE 프로그램은

1998년부터 수행되고 있는데, 경제성 평가방법론 중에서는 비용효과 분석을 통해 건강 관련 중재의 효율성을 정책을 주요 대상으로 분석하고 있다.

한편 정책 결정자의 관점에서 볼 때, 기존의 대부분의 연구는 기술적 효율성을 평가하는 데 치우쳐 있어서, 분배적 효율성을 평가하기에는 적합하지 않다는 단점을 가지고 있다. 정책 결정자의 관점에서는 효율적으로 흡연율을 감소시킬 수 있는 중재가 무엇인지 아는 것도 유용하지만, 흡연 관련 중재와 알코올 관련 중재 중 어느 쪽에 더 자원을 배분해야 인구집단의 건강을 개선할 수 있을지에 대한 정보가 더 유용할 것이다.[4] 기존의 경제성 평가는 이러한 점에서는 제한점이 있는데, 이는 기본적으로 경제성 평가에서 비교 대상이 현재의 중재와 새로 시행할 중재라는 데 기인한다. 다시 말해 경제성 평가에서는 현재의 중재와 다른 중재 간의 비용효과성을 파악하는 데 관심이 있으며, 두 중재 중에 더 비용효과적이라고 판단된 중재를 선택하게 된다. 그렇기 때문에, 현재의 중재 자체가 효율적인지 여부에 대해서는 판단하지 않는다. 이러한 점에서 WHO-CHOICE 프로그램은 기존의 경제성 평가를 '중재 조합 제한 비용효과 분석(Intervention mix constrained cost-effectiveness analysis: IMC-CEA)'이라고 지칭한다. 이에 따르면 기존의 경제성 평가를 통해 기술적 효율성은 평가되지만, 중재의 분배적 효율성 여부는 평가되지 못할 수 있다. 물론 특정 자원이 특정 중재에만 사용되도록 한정되어 있는 경우도 존재할 수 있지만, 많은 경우에 정책 결정자는 분배적 효율성을 증가시키기 위해 다양한 건강증진 정책 분야의 예산을 변화시킬 수 있을 것이고, 따라서 중재의 분배적 효율성, 즉 해당 분야의 중재가 필요한지 여부에 대한 평가 역시 필요하다.[2,4] 이에 대한 WHO-CHOICE 프로그램의 해결책은 새로운 중재를 기존의 시행되고 있는 중재가 아닌 중재가 모두 존재하는 않는 상태와 비교하는 것으로서, 이 과정에서 새로운 중재뿐 아니라 기존의 중재가 함께 비교되어, 특정 건강 증진 분야의 중재가 중재를 시행하지 않는 경우와 비교하여 효율적인지를 판단한다. 따라서 특정 분야의 중재가 모두 효율적이지 않은 경우 역시 판단될 수 있으며, 이때는 그 분야가 아닌 다른 분야의 중재를 선택하는 것이 효율적인 중재가 된다. 이러한 대안을 WHO-CHOICE 프로그램에서는 '일반화된 비용효과 분석(Generalized cost-effectiveness analysis: GCEA)'이라고 부르고 있으며, 이는 기술적 효율성뿐만 아니라 분배적 효율성을 평가할 수 있게 한다. 이러한 GCEA의 또 다른 장점은 연구 결과를 다른 국가에서 문맥화하여 적용하기에도 유리하다는 데 있다.[2] 현재 시행되고 있는 중재는 개별 국가마다 크게 다를 수 있지만, 중재가 모두 없는 경우는 국가별로 유사할 것이기 때문이다.

WHO-CHOICE 프로그램의 분석 결과는 전 세계를 대륙, 소득별로 14개로 나눈 지역으로 구분되어 제시된다. 이는 인구집단의 역학적 특성이나 사회적 자원, 정책 등의 상이함을 고려할 때, 전 세계 규모로 중재의 비용효과 분석 결과를 제시하는 것은 정책 결정자에게 유용하지 않다고 판단되는 반면, 국가별 분석 역시 자원의 한계로 인해 불가능하다고 판단하기 때문이다.[2]

한편 WHO-CHOICE 프로그램은 지역별로 제시된 결과를 국가별, 개별 집단별로 문맥화(Contextualisation) 하는 것을 지원하고 있다. 이때 문맥화의 대상은 중재에 소요되는 자원의 양이나 비용, 중재의 적용 범위와 효과 등으로 매우 다양한데,[5] 예를 들어 Lai et al.은 흡연율 등의 역학 자료 및 건강 보험 자료 등의 비용 자료를 이용하여, 흡연 및 알코올 규제정책의 비용효과성을 에스토니아를 대상으로 문맥화하였으며,[6] 그 외에도 베트남을 대상으로 한 심혈관 질환의 예방적 중재의 비용효과성 평가, 나이지리아를 대상으로 한 정신 질환의

표 5-1. WHO-CHOICE 프로그램의 목표

1. 각각 다른 상황에서 수행된 모든 중재들의 비용효과 분석을 위한 표준화된 방법의 개발
2. 전체 인구집단 수준에서 중재의 비용과 효과를 사정하기 위해 필요한 도구의 개발과 보급
3. 다양한 건강 중재의 비용과 효과를 민감도 분석과 함께 추정
4. 지역별 자료를 제공하고, 이를 인터넷을 통해 이용 가능하도록 함
5. 근거를 해석하고 이용할 수 있도록 정책 입안자 및 다른 이해관계자들을 도움
6. 국가별로 문맥화할 수 있는 도구의 개발

출처: World Health Organization(2011)

중재에 대한 비용효과성 평가 등이 각각 국가별로 문맥화되어 이루어진 바 있다.[7,8]

WHO-CHOICE 프로그램은 GCEA와 표준화된 방법론을 통해, 다른 국가나 지역에서 이루어진 연구 결과들을 상호간에 비교 가능하게 하고, 개별 국가에서 해당 정책의 이용 가능성을 판단하는 데 도움을 준다. 또한 연구 결과를 개별 국가별로 문맥화함으로써 국가의 정책 결정자는 연구결과를 기술적일 뿐만 아니라 분배적으로도 효율적인 중재를 시행하기 위한 근거로 활용할 수 있다. WHO-CHOICE 프로그램의 구체적인 목표는 〈표 5-1〉에 제시되어 있다.

B. WHO-CHOICE 프로그램의 비용 추정

WHO-CHOICE 프로그램에서 비용은 사회적 관점에서 추정된다. 따라서 연금과 같은 정부의 이전 지출 비용은, 실제로는 분배적 차원의 문제이기 때문에 비용 항목에 포함되지 않는다. 단 이 경우에 이전 지출을 위해 필요한 행정 비용은 비용 항목에 포함되어야 한다. 반면 중재가 없었더라도 존재하였을 것이라고 추측되는 행정이나 교육 비용은 고정 비용으로 간주되어 역시 비용 항목에 포함되지 않는다. 예를 들어 보건복지부의 해당 공무원이 해당 중재와 관련 없이 고용되었을 것이라고 가정된다면, 이 비용은 비용 계산에서는 제외되어야 한다. WHO-CHOICE 프로그램에서 사용하는 비용의 단위는 두 가지로 개별 국가의 화폐 단위(우리나라의 경우 원)와 개별 국가의 구매력 평가지수를 반영한 International dollar(I$)이다.[2] 2005년을 기준으로 할 때 international dollar의 환율은 788.92원으로 환산된다.[1,3]

WHO-CHOICE 프로그램에서 비용은 환자 비용(patient cost)과 프로그램 비용(programme cost)으로 분류된다.[9] 이때 환자 비용은 환자에게 직접 서비스를 제공할 때 소요되는 비용을 의미하며, 외래 서비스 이용 비용과 입원 비용, 의약품 및 검사 비용 등이 포함된다. 반면에 프로그램 비용은 환자에게 직접 서비스를 제공할 때 소요되는 비용을 제외한 비용으로 행정, 훈련, 광고 비용 등이 포함되어 있다. 이에 반해 중재로 인해 증가된 수명에서 발생 가능한 보건 비용은 비용의 합산에서 제외된다. 서비스 이용을 위해 병원까지 이동하는 데 필요한 교통비 등 중재를 얻기 위해 사용되는 자원들은 비용에 포함되는 반면, 일반적인 경제성 평가의 방법론과는 다르게 중재의 이용 자체로 인한 생산성 손실 비용은 고려되지 않는데, 이는 생산성 손실을 추정하기 위한 임금 등의 비용이 경제적 비용을 제대로 반영하지 않을 수 있다는 점을 고려한 것이다.[2]

한편 WHO-CHOICE 프로그램에서 비용을 구분하는 또 다른 분류 방법은 준비 비용(start up cost)과 시행 비용(post start up cost)로 구분하는 것이다.[9] 간과되는 경우가 많지만, 중재의 시행을 위해서는 중재의 시행 전에 준비가 필요하고, 이는 자원이 소모되는 활동이므로 이에 대한 고려가 필요하다. WHO-CHOICE 프로그램은 이를 감안하여 준비 비용과 시행 비용을 구분하여 계산된다. 예를 들어 금연클리닉에 소요되는 비용 중, 금연클리닉에 대한 계획을 세우는 과정은 준비 비용으로, 프로그램을 시행하면서 소요되는 비용과는 별도로 고려된다. 이러한 준비 비용의 경우, 전체 시행 기간 소요되는 비용으로 환산하여 계산한다.

한편 WHO-CHOICE 프로그램에서는 비용 측정 시에 총 비용이나 총 지출을 통해 측정하기보다는 가격과 수량을 독립적으로 측정하는 것을 선호하며, 이는 '구성요소 접근(ingredient approach)법'이라 불린다. 이는 총 지출을 보고하는 방법이 사용된 모든 자원을 포함하지 않거나 가치를 정확하게 판단하지 못할 수도 있고, 개별 국가의 분석가들이 다른 국가에서 수집된 비용을 그들의 상황에 맞게 변형하여 사용하는 데에도 어려움을 주기 때문이다.[2] 구성요소 접근법에 따르면 총 비용은 단위비용과 소요된 수량 요소의 곱으로 계산된다. 예를 들어, WHO-CHOICE 프로그램에서 알코올 규제정책 중, 세금 인상에 필요한 인력에 대한 가정은 〈표 5-2〉와 같으며, 해당 인력에 임금을 곱한 것으로 비용이 계산된다.

프로그램 비용과 환자 비용, 준비 비용과 시행 비용을 모두 고려하기 때문에 WHO-CHOICE 프로그램에서 고려하는 비용 요소는 매우 다양하다. 즉 인력의 임금, 운송 비용뿐 아니라, 보건의료 시설의 이용 비용, 건물의 임대 비용과 함께 중재 수행에 필요한 전기나 수도 요금 등도 고려되어야 하며, 이들의 소요량 역시 고려되어야 한다.[6] 이처럼 고려되어야 할 요소를 정리하고 표준

표 5-2. 알코올 규제정책 중 세금 인상에 필요한 인력의 가정

인력 유형		준비에 필요한 자원 (Start-Up quirements)	수행에 필요한 자원 (Post Start-Up Requirements)
• 중앙정부(National)			
고정	프로그램 매니저(Programme Manager)	0	0
	행정담당자(Administration Officer)	0	0
	행정보조(Clerical Officer/Administrative Asst.)	0.5	0
	비서(Personnel Secretary/Asst./Receptionist)	2.5	1
	회계(Accountant)	1	0
	공중보건 전문가(Public Health Specialist)	0.5	1
	공중보건 담당자(Public Health Officer/Assistant)	0	1
	보건교육가(Health Educator/Trainer)	1.5	1
	시설장(Superintendant)	2	2
	IT관리자(I.S./I.T./Computing Manager)	1	1
	IT담당자(I.T./Computing Officer)	0.5	0
	운송관리자(Transport Manager)	1	1
	운전사(Transport Driver)	1	0.5
• 지역(Province)			
고정	프로그램 매니저(Programme Manager)	1	0.5
	비서(Personnel Secretary/Asst./Receptionist)	0.12	0.12
	회계(Accountant)	0	0
가변	시설장(Superintendant)	0.05	0.05
	운전사(Transport Driver)	0	0
	경찰(Police Officer)	0.5	0.5
• 기초 자치단체(District)			
가변	행정담당자(Administration Officer)	0.33	0.25
	경찰(Police Officer)	0.25	0.25

출처: World Health Organization(2011a)

그림 5-1. CostIt 프로그램의 실행화면

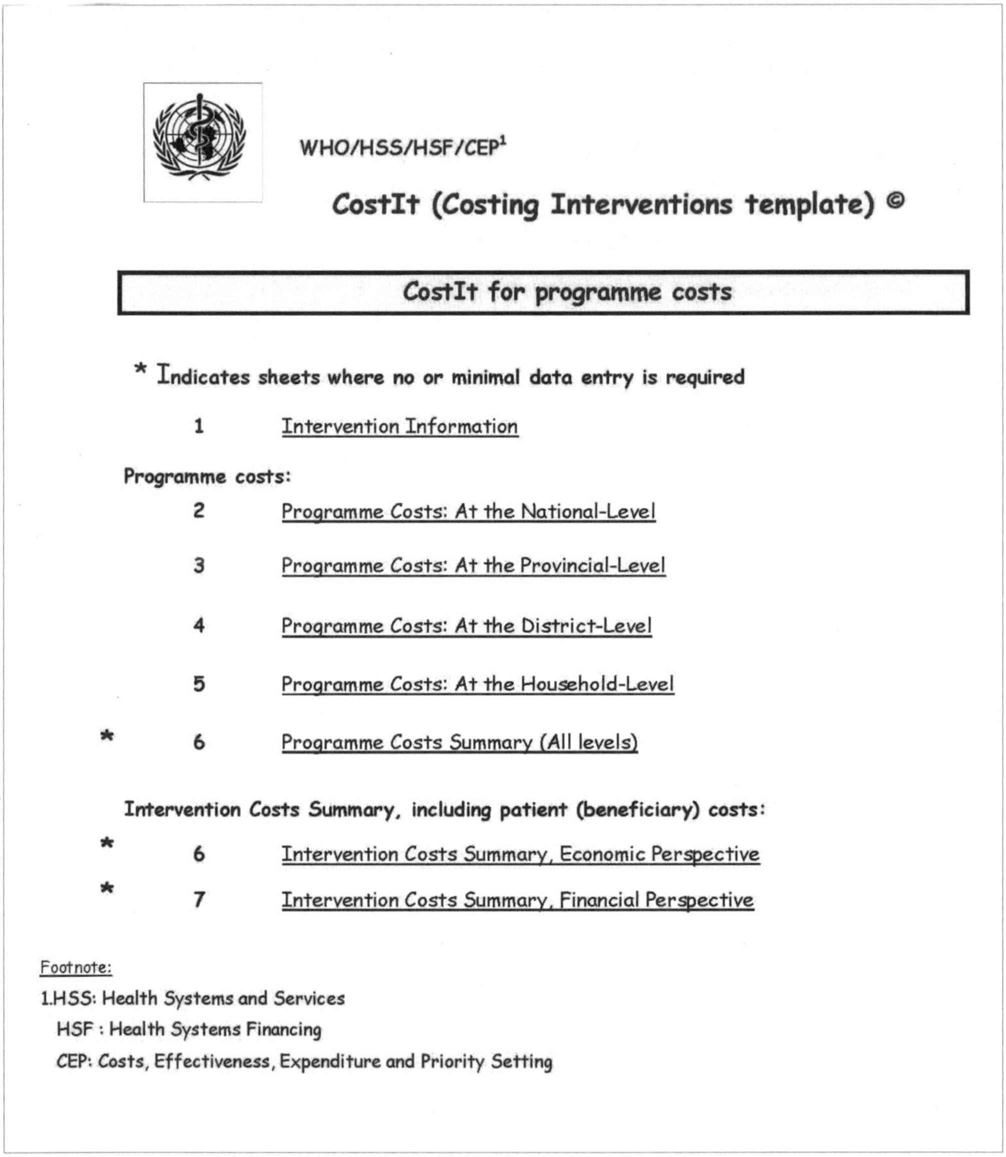

출처: World Health Organization(2011a)

화하기 위한 도구가 CostIt 소프트웨어로, 표준화된 방법으로 비용 정보를 보고하고 분석하기 위해 구성요소 접근법을 사용하는 원가계산 도구이다. 이는 WHO-CHOICE 사이트에서 제공하고 있으며, 크게 프로그램 비용 파일과 환자 비용 계산 파일로 나누어져 있다(그림 5-1).

C. WHO-CHOICE 프로그램의 건강효과와 비용효과성 추정

WHO-CHOICE 프로그램에서 중재로 인한 건강효과는 예방된 장애보정생존연수(averted disability adjusted life years)의 형태로 측정된다. 이는 WHO-CHOICE 프로그램에서 비교 대상 중재가 모두 존재하지 않았을 경우(Null)로 가정하기 때문에, 중재의 시행으로 인해서, 중재가 시행되지 않았을 경우(Counterfactual) 발생하였을 장애보정생존연수의 일부분이 예방되기 때문이다.[2] 따라서 WHO-CHOICE 프로그램은 엄격히 말하자면 일종의 '비용효용 분석(Cost Utility Analysis: CUA)'에 더 가깝다. 그러나 WHO-CHOICE 프로그램에서는 스스로의 분석방법을 '일반화된 비용효과 분석'이라고 지칭하고 있는데, 이는 넓게 볼 때 비용효용 분석은 비용효과 분석의 일부분이라고 분류되기 때문이다.

WHO-CHOICE 프로그램에서 중재의 지속 기간은 10년으로 가정하는 반면, 이로 인한 효과는 100년 동안 발생하는 것으로 가정하는데, 따라서 중재로 인해 변화되는 인구에 대한 모형이 필요하다.[10] 즉 중재 자체가 기대수명에 영향을 미친다면, 이를 건강 효과 측정에 반영하여 인구예측 모형을 만들 필요가

그림 5-2. PopMod 인구모형

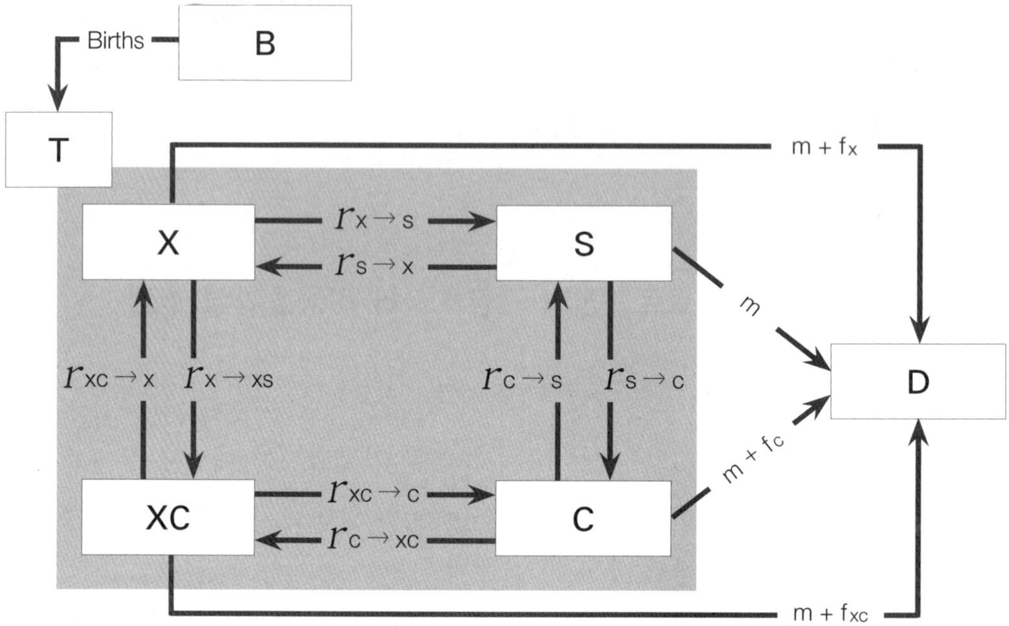

B: 출생, T: 전체 인구, S: 건강한 상태, X: 질병(X), C: 동반 상병,
XC: X질병 + 동반 상병, D: 사망, r: 변화율, m: 기저사망률, fx: 치명률

출처: Torres-Edejer et al.(2003)

있고 PopMod 인구모형이 이러한 요구를 충족시키기 위해 만들어졌다. 이 모형은 각기 다른 건강 상태를 나타내는 다섯 개의 박스로 구성되어 있으며, 이는 크게 건강한 상태(S)와, 죽음(D), X라는 질병(X), 동반 상병 C(C), X질병과 동반 상병 C의 동반 상태(XC)의 5가지 상태로 구성되어 있다(그림 5-2). 한편 B는 출생, T는 전체 인구를 의미한다. 또한 사망을 제외한 4개의 상태는 서로 변화할 수 있으며, 이때 변화율은 치명률, 관해율, 기저사망률 등으로 나타낼 수 있다. 물론 가정된 5개의 상태는 중재별로 변화되거나 단순화될 수도 있는데 예를 들어 Chisholm et al.은 음주 관련 정책에 대한 연구에서 건강인(S), 고

그림 5-3. PopMod를 이용한 알코올 규제정책의 비용효과 분석을 위한 모형

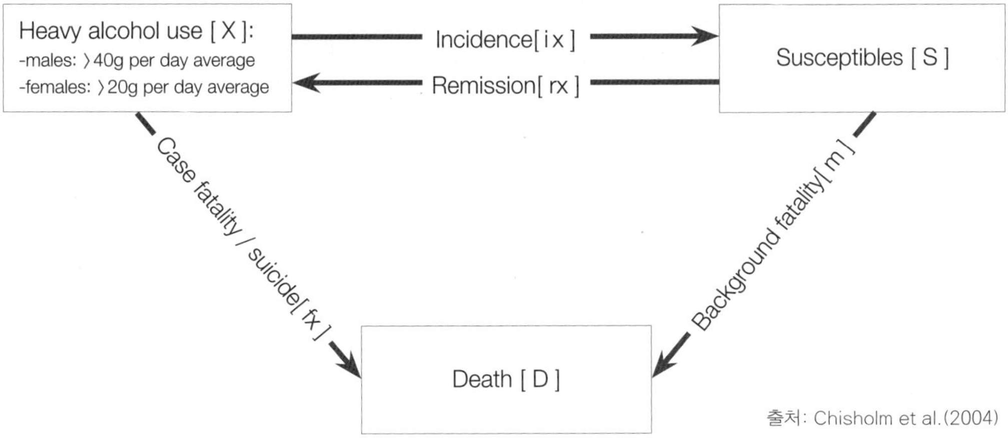

출처: Chisholm et al.(2004)

위험 음주자(X), 사망(D)이라는 3가지의 상태를 고려한 바 있다(그림 5-3).[11]

WHO에서는 WHO-CHICE 프로그램을 통해 결핵, 모자보건, 영유아 질병, 흡연, 음주, 정신분열증, 우울증, 간질 등의 다양한 질병과 위험요인을 대상으로 해당 요인을 대항으로 한 중재의 비용효과 분석을 실시하였으며 이 결과는 예방된 DALY당 증분비용(incremental cost per DALY averted)의 형태로 제시되어 있고, 해당 국가의 1인당 GDP보다 이 값이 작은 경우에 절대적으로는 비용효과적이라고 판단한다.[3] 그러나 자원 배분 여부 즉 정책의 실천 여부는 단순히 비용효과성 여부뿐 아니라 해당 국가의 재원의 정도나 다른 분야와의 관련성에 따라 달라질 수 있는 것은 물론이다. WHO가 제시한 우리나라가 포함된 WPR-B 지역의 알코올 규제정책의 비용효과 분석 결과를 〈표 5-3〉에 나타내었다.

표 5-3. WPR-B 지역의 알코올 규제정책의 비용효과 분석 결과

중재의 코드 및 설명	1인당 비용*	프로그램 비용 비율(%)	환자 비용 비율(%)	백만 명당 1년간 예방된 DALYs*	예방된 1 DALY*당 평균 비용	예방된 1 DALY*당 증분 비용
ALC-2: 간단한 권고	0.27	17	83	494	536	열등대안 (Dominated)
ALC-3: 무작위 음주 운전 검사	0.23	100	0	168	1,345	열등대안 (Dominated)
ALC-4: 세금 인상(현재)	0.13	100	0	104	1,237	열등대안 (Dominated)
ALC-5: 세금 인상(현재 + 20%)	0.13	100	0	121	1,065	열등대안 (Dominated)
ALC-6: 세금 인상 (현재 + 50%)	0.13	100	0	138	937	열등대안 (Dominated)
ALC-7: 접근 제한(소매)	0.06	100	0	260	240	열등대안 (Dominated)
ALC-8: 광고 금지	0.06	100	0	296	197	197
ALC-9: ALC2와 ALC3의 조합	0.47	24	76	649	719	열등대안 (Dominated)
ALC-10: ALC6과 ALC8의 조합	0.18	100	0	425	419	열등대안 (Dominated)
ALC-11: ALC3과 ALC8의 조합	0.27	100	0	455	594	열등대안 (Dominated)
ALC-15: ALC2, ALC6 및 ALC8의 조합	0.43	22	78	901	482	열등대안 (Dominated)
ALC-19:ALC2, ALC3, ALC6 및 ALC8의 조합	0.65	28	72	1,053	613	442

*international dollar(2005년 기준, international dollar: 788.92원)

출처: World Health Organization(2011a)

D. 흡연 규제정책의 비용효과 분석

1) WHO-CHOICE 프로그램의 문맥화

WHO-CHOICE 프로그램의 목표 중 하나는 지역별로 제시된 결과를 개별 국가의 현황에 맞게 문맥화하는 과정을 돕는 것이다. 이는 비용 측면의 요소, 즉 인력, 소비재 등의 필요한 자원의 가격과 소요량을 변화시킬 뿐 아니라, 중재 자체의 효과 역시 더 타당한 자료가 있을 경우 변화시키는 과정을 포함한다. 예를 들어 Lai ei al.의 흡연 및 알코올 규제정책의 비용효과성에 관한 연구는 에스토니아의 역학 자료를 이용하여 문맥화되었다. 흡연 규제정책의 경우 중재의 효과를 관찰하기 위해 선정된 질병은 허혈성 심장 질환과 만성 폐쇄성 폐질환 및 뇌졸중이었고, 중재로서 고려된 것은 세금 인상, 광고 금지, 실내 공기 유지법, 니코틴 대체 요법 등과 이들 중재의 조합이었다. 문맥화는 중재의 효과 및 비용 측면의 두 가지 과정에서 이루어졌는데, 우선 효과 측면에서 질병의 발생률 및 유병률 등의 자료는 에스토니아의 국내 자료를 이용하여 수정되었고 가격의 인상에 따른 흡연율의 변화와 같은 중재의 효과 역시 에스토니아의 기존 연구 자료를 이용하여 수정되었다. 비용 자료는 CostIt 도구를 통해, 구성요소접근법을 이용하여 비용이 계산되었다. 프로그램의 비용 중 중재 관리 및 실행 강화를 위해 필요한 자원과 인력 교육, 매스컴의 광고 비용은 공공 부문 중재의 관리와 감독을 담당하는 에스토니아 사회부(Ministry of Social Affairs)의 자료를 참고하여 계산되었으며 환자 비용은 에스토니아의 건강보험 재정 데이터베이스(Estonian Health Insurance Fund database)를 이용하여 계산하였다.[12]

그림 5-4. 에스토니아의 지역 및 국가 단위의 알코올 규제정책의 비용효과 분석

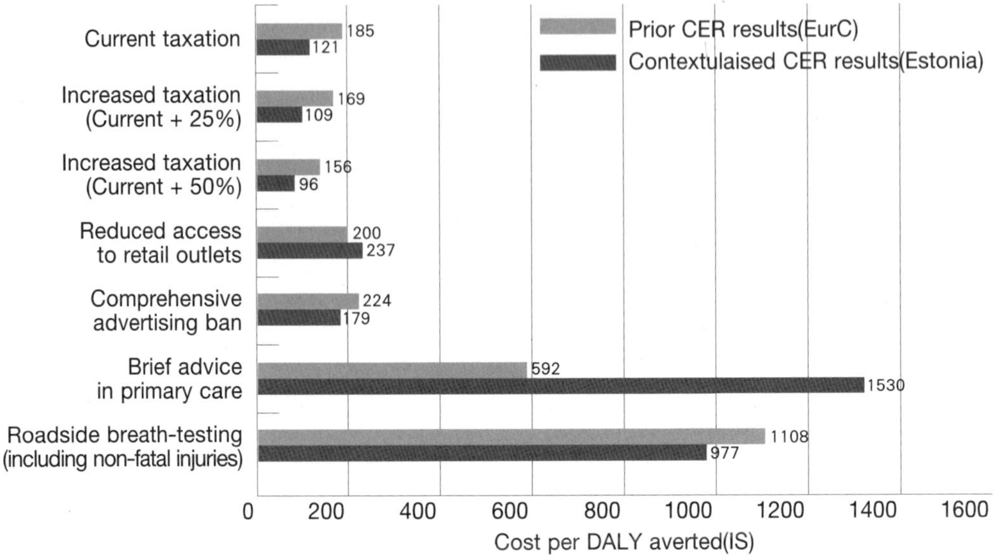

출처: Lai et al.(2007)

이러한 문맥화는 개별 중재의 비용이나 효과의 값이 달라질 뿐 아니라, 중재의 우선순위가 변화하는 데 의미가 있다. 정책 결정자의 입장에서는 판단의 기준으로서 우선순위가 더욱 중요하기 때문이다.[13] Lai et al.의 연구에서 알코올 규제정책의 경우 문맥화의 결과 광고 금지와, 음주 운전 단속의 비용–효과 분석의 우선순위가 올라가고, 접근 규제와 일차 진료기관 상담의 우선순위는 하향된다. 즉 중재의 비용효과성이 예방된 1DALY당 평균 비용(Cost per DALY averted)의 형태로 측정되었을 때, 에스토니아가 포함된 EurC 지역의 우선순위는 세금 인상–접근 규제–광고 금지–일차 진료기관 상담–음주 운전 단속의 순이지만, 에스토니아 개별 국가를 기준으로 할 때는 세금 인상–광고 금지–접근 규제–음주 운전 단속–일차 진료기관 상담의 순으로 나타나며(그림 5-4), 이러한 차이는 정책 결정자의 정책의 우선순위 결정에 영향을 미칠 수 있을

것이다.[12]

2) 흡연 규제정책의 문맥화

WHO-CHOICE 프로그램의 목표 중 하나가 프로그램을 문맥화하여 시행하도록 돕는 것이기 때문에 WHO는 개별 국가의 연구팀의 문맥화 과정을 돕고 있다. 흡연 규제정책의 경우 CostIt 및 PopMod 프로그램을 간략화하여 통합시킨 형태의 도구가 제공된다.[12,14] 이는 'MPOWER-CHOICE 모형'이라 불리며, WHO의 지역별 추정 모형과는 다소 차이가 있다. 여기서 MPOWER는 각각 흡연에 대한 감시 및 예방 정책(Monitor tobacco use and prevention policies), 담배 연기로부터 보호(Protect people from tobacco smoke), 금연을 위한 도움의 제공(Offer help to quit tobacco use), 담배의 위험에 대한 경고(Warn about the dangers of tobacco), 광고, 촉진, 스폰서십에 대한 금지(Enforce bans on tobacco advertising, promotion, and sponsorship) 및 세금의 인상(Raise taxes on tobacco)을 의미하며, 모형에는 실내 공기 유지법(Clean indoor law), 니코틴 대체 요법(Nicotine replacement therapy), 간단한 권고(Brief advice), 상담(Counselling), 정보 제공 및 라벨링(Information & labelling), 광고 금지(Advertising ban), 세금 인상(Tax excise)라는 중재와 이들의 조합이 포함되어 있다. 이 모형에서는 흡연으로 인한 영향은 허혈성 심장 질환과 만성 폐쇄 폐질환 그리고 뇌졸중 및 그 밖의 질환으로 구분되어 있다. 흡연율의 변화에 따라, 허혈성 심장 질환과 만성 폐쇄 폐질환 및 뇌졸중의 경우에는 발생률이 변화함으로써 흡연 규제정책의 건강 영향이 측정된다. 그 외의 질환, 예를 들어 암의 경우는 기저사망률의 형태로 그 영향이 측정되며, 흡연율의 변화는 사망률의 변화로써 포착되게 된다. MPOWER-CHOICE 모형에서의 질병 모형은 〈그림 5-5〉와 같다.

그림 5-5. MPOWER-CHOICE 모형의 흡연의 질병 모형

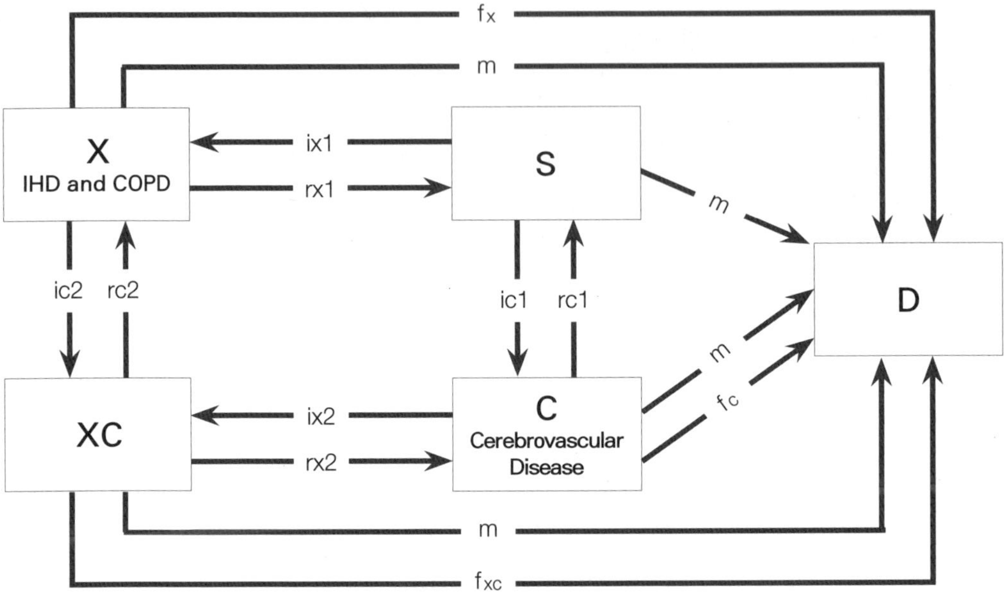

X : 질병 X(허혈성 심질환과 만성 폐쇄 폐질환), C : 질병 C(뇌졸중), XC: 질병 C와 X의 동반 상태, S: 건강한 상태, D: 사망,
ix: 허혈성 심질환과 만성 폐쇄 폐질환의 발생률, rx: 허혈성 심질환과 만성 폐쇄 폐질환의 관해율(0으로 가정),
fx: 허혈성 심질환과 만성 폐쇄 폐질환의 치명률, ic: 뇌졸중의 발생률, rc: 뇌졸중의 관해율, fc: 뇌졸중의 치명률,
fxc: 허혈성 심질환 또는 만성 폐쇄 폐질환과 뇌졸중 동반 시 치명률, m: 기저사망률.

출처: World Health Organization(2011)

WHO-CHOICE 연구팀과의 협조를 통해 우리나라의 흡연 규제정책의 비용효과 분석을 실시하였다. 이 분석은 MPOWER-CHOICE 모형을 통해 이루어졌으며, 주요 역학 자료는 WHO의 우리나라에 관한 자료에 기반을 둔 것이나, 흡연율, 인구 구조, 세금, 흡연의 가격 탄력성 및 임금 자료 등은 정확성을 향상시키기 위해 국내 자료를 이용하여 이루어졌다. 예를 들어 WHO의 자료는 우리나라의 임금 현황을 우리나라의 GDP를 기준으로 하여 추정하였으나, 본 연구에서는 더 정확하다고 간주한 고용노동부의 임금 자료를 이용하였다.[15]

2008년을 기준으로 한 우리나라의 흡연 규제정책의 비용효과 분석 결과를 〈표 5-4〉 및 〈그림 5-6〉에 제시하였다. 총액의 측면에서 가장 비용이 많이 소요되는 중재는 니코틴 대체요법으로 10년 기준으로, 모든 흡연 관련 중재가 존재하지 않는 경우와 비교하면, 추가적으로 소요되는 비용이 약 2조 4천억 원에 이르는 것으로 나타난다. 반면 실내 공기 유지법의 경우는 상대적으로 가장 적은 비용이 소요되어, 10년간 1,200억 원의 비용이 소요되는 것으로 나타난다. 한편 효과의 측면에서 가장 효과가 큰 중재는 세금 인상으로 해당 중재가 10년 동안 지속되는 것으로 가정할 때, 중재가 존재하지 않는 경우에 비해 100년 동안 예방되는 DALY의 양은 2,383만 DALYs이다. 그 외에도 정보 제공 및 라벨링으로 100년간 약 981만 DALYs가 예방되며, 광고 금지와 실내 공기 유지법은 약 600만 DALYs로 나타났다. 반면 니코틴 대체요법이나 간단한 권고, 상담의 경우 모두 100년 기준으로 약 200만 DALY 미만으로 나타났다. 따라서 1DALY를 예방하기 위해 소요되는 평균 비용의 측면에서 볼 때 가장 효율적인 대안은 1DALY를 예방하기 위해 약 1만 원의 비용이 드는 것으로 나타난 세금 인상이고, 실내 공기 유지법(21,646원), 광고 금지(26,227원), 정보 제공 및 라벨링(30,089원), 간단한 권고(278,390원), 상담(342,797원), 니코틴 대체요법(1,269,262원)의 순이다. 이러한 평균 비용의 순위는 WPR-B의 연구 결과와는 차이가 있는데, 지역별 추정값과 비교할 때, 세금 인상의 경우는 거의 차이가 나지 않지만, 광고 금지(172,773원), 정보 제공 및 라벨링(313,990원), 실내 공기 유지법(458,363원), 니코틴 대체요법(3,016,041원)의 경우에는 지역별 추정값이 더 높게 나타났으며, 그 순서 역시 다르게 나타났다(그림 5-6). 이러한 차이는 Lai et al.의 연구에서도 나타나는데, 흡연 관련 규제정책 중 에스토니아가 속한 해당 지역의 중재별 비용은 세금 인상의 비용이 최소이고 광고 금지–정보 제공 및 라벨링의 순으로 증가하지만, 에스토니아

그림 5-6. 주요 흡연 규제정책의 예방된 1DALY당 평균 비용(단위:원)

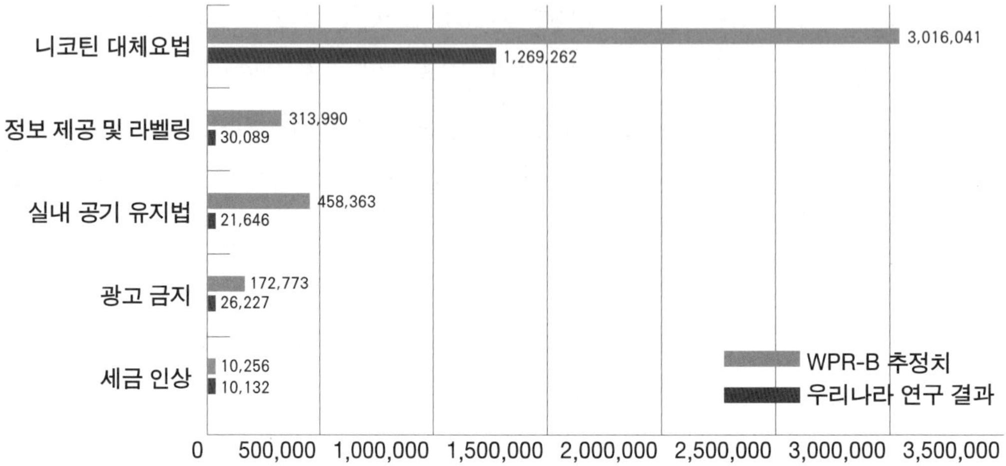

출처: World Health Organization(2012) 발췌, 일부 수정

의 자료를 통해 문맥화한 연구에서는 광고 금지 중재의 비용이 최소이고, 실내 공기 유지법과 세금 인상에 동일한 비용이 소요되는 것으로 측정되었다.[12]

예방된 1DALY당 증분 비용으로 평가할 때, 흡연 규제정책 중 가장 효율적인 대안은 세금의 인상으로, 1DALY 증가를 위해 약 1만 원의 비용이 필요한 것으로 나타났다. 그 다음으로 효율적인 대안은 세금의 인상에, 실내 공기 유지법을 추가하는 대안으로 이의 증분 비용은 약 2만 1천 원이었다. 그 다음으로는 광고의 금지를 추가하는 것으로 증분 비용 기준으로 약 2만 5천 원으로 계산되고, 정보 제공 및 라벨링을 추가하는 대안이 그 다음으로 효율적인 대안으로 나타난다. 일차 진료의사에 의한 간단한 권고가 추가되는 경우에는 1DALY 증가를 위한 증분 비용이 약 72만 원으로 크게 증가하며, 간단한 권고 대신 상담을 제공하는 경우에는 증분 비용이 약 192만 원으로 나타났다. 이는

WHO가 WPR-B 지역을 기준으로 시행한 흡연 규제정책의 우선순위와는 차이가 있으며, 실내 공기 유지법이 추가되는 순서의 차이가 주요 차이점이다. 가장 비용효과적인 대안이 세금의 인상으로 나타나는 점은 WHO의 연구 결과에서도 동일하나, WHO의 연구결과에서는 그 다음으로 효율적인 대안은 세금의 인상에 광고 금지를 추가하는 것이고, 다음 대안이 정보 제공 및 라벨링을 추가하는 순으로 나타난다. 실내 공기 유지법의 경우는 그 이후에 추가되는 것이 효율적인 것으로 나타난다(표 5-4).

우리나라의 비용효과 분석 결과가 WHO의 지역별 추정값과 차이가 나는 이유를 몇 가지로 설명할 수 있다. 첫 번째로는 WHO-CHOICE 프로그램에서 WPR-B로 구분된 지역은 우리나라 외에 캄보디아, 중국, 라오스, 몽골, 필리핀 등인데, 우리나라의 사회적, 역학적 조건이 이들 국가와 유사하다고 보기는 어려운 점이 있다는 것이다.[16] Lai et al.의 연구에서 EurC 지역별 결과와 에스토니아의 국내의 결과가 다른 이유로, 지역별 결과가 인구가 많은 러시아의 지표에 크게 영향을 받기 때문일 가능성이 있다고 주장한 바 있는데, 본 연구에서도 중국과 같은 다른 국가의 지표가 지역별 지표에 영향을 크게 미치는 것이 우선순위 차이의 이유일 수 있다.[12] 이를 고려하여 WHO-CHOICE 프로그램에서도 환자 및 프로그램 비용에 사용되는 단위요소의 가격을 지역별 가격과 국가별 가격으로 별도로 제시하고 있다.[14] 또 다른 이유로는 비용 요소와 같은 국가별 개별 추정치의 정확성도 문제가 될 수 있다. 예를 들어 WHO-CHOICE 프로그램에서 인력의 임금은 개별 국가의 실제 직종별 임금을 측정하기보다는, 평균임금과 교육 수준 등 다른 변수 간의 함수 형태로 추정되는데, 따라서 개별 국가의 임금 값이 정확히 측정되었을 경우에는 WHO에서 추정하는 값보다 더 정확한 값을 반영할 수 있으며, 신뢰할 수 있는 국가별 자료

표 5-4. MPOWER-CHOICE 모형을 이용한 흡연 규제정책의 비용효과 분석

중재의 설명	10년간 비용(백만 원)				효과(100년간 예방되는 DALYs, 천 DALY)	예방된 1DALY당 평균 비용(원)	예방된 1DALY당 증분 비용(원)
	환자 비용	프로그램 비용	교육	총액			
세금 인상	-	241,443	-	241,443	23,830	10,132	10,132
광고 금지	-	157,125	-	157,125	5,991	26,227	열등대안(Dominated)
실내 공기 유지법	-	128,060	-	128,060	5,916	21,646	열등대안(Dominated)
정보 제공 및 라벨링	-	295,315	-	295,315	9,815	30,089	열등대안(Dominated)
니코틴 대체 요법	2,413,023	-	-	2,413,023	1,901	1,269,262	열등대안(Dominated)
간단한 권고	534,713	-	-	534,713	1,921	278,390	열등대안(Dominated)
상담	684,282	-	-	684,282	1,996	342,797	열등대안(Dominated)
세금 인상 + 실내 공기 유지법	-	351,028	-	351,028	29,002	12,104	21,186
세금 인상 + 광고 금지 + 실내 공기 유지법	-	500,296	-	500,296	34,843	14,359	25,554
세금 인상 + 광고 금지 + 실내 공기 유지법 + 정보 제공 및 라벨링	-	760,297	-	760,297	43,274	17,570	30,840
세금 인상 + 광고 금지 + 실내 공기 유지법 + 정보 제공 및 라벨링 + 간단한 권고	481,242	739,748	-	1,220,990	43,912	27,806	722,202
세금 인상 + 광고 금지 + 실내 공기 유지법 + 정보 제공 및 라벨링 + 상담	615,854	739,748	-	1,355,602	43,981	30,822	1,929,153

가 이용 가능할 경우 해당 자료를 이용하여 문맥화하도록 권장된다.[13] 유사하게 흡연율 등의 값도 개별 국가의 최신 자료가 더 정확할 것이다. 따라서 이러한 국가별 문맥화는 지역별로 제시된 비용효과 분석 결과를 개별 국가의 상황에 알맞게 적용하는 데 기여할 수 있다.[12]

분석 결과에서 알 수 있듯이 동일한 흡연 관련 규제라 할지라도, 그 효율성이 크게 다를 수 있다. 이는 건강증진 정책에 있어서 경제성 평가의 필요성을 강조하는 것으로, 특히 건강증진 정책에 대한 효율성에 대한 정보가 부족한 우리나라 현실을 감안하면 더욱 도움이 되는 정보라 할 수 있다. 또한 다양한 건강증진 분야에 대한 중재의 비용효과성이 평가되면, 단순히 특정 분야에서 기술적으로 효율적인 중재를 판단하는 것뿐만 아니라, 분배적으로도 효율적인 중재를 선택할 수 있어 경제성 평가의 효과가 극대화될 수 있을 것이다. 자원의 희소성을 감안할 때, 비용효과적인 건강증진 정책을 수행하는 것은 필수불가결한 요소라 할 수 있다. 더 나아가 보건의료 정책 분야 전반에 걸쳐 자원의 희소성을 감안할 때, 효율성에 대한 고려는 중요한 부분이며, 이를 고려한 정책의 우선순위 결정이 이루어져야 할 필요가 있다.

참고문헌

1. Hutubessy RC, Baltussen RM, Torres-Edejer TT, Evans DB. “Generalised cost-effectiveness analysis: an aid to decision making in health.” *Applied Health Economics and Health Policy*. 2002, 1(2):89-95.
2. Torres-Edejer 외 6명. *WHO guide to cost-effectiveness analysis*. Geneva: World Health Organization. 2003.
3. World Health Organization. *CHOosing Interventions that are Cost Effective(WHO-CHOICE)*. 2011a. http://www.who.int/choice/en/
4. Murray CJ, Evans DB, Acharya A, Baltussen RM. “Development of WHO guidelines on generalized cost-effectiveness analysis.” *Health Economics*. 2000, 9(3):235-251.
5. Hutubessy RC, Chisholm D, Torres-Edejer TT. “Generalized cost-effectiveness analysis for national-level priority-setting in the health sector.” *Cost Effectiveness and Resource Allocation : C/E*. 2003,1(1):8.
6. Lai T, Habicht J, Reinap M, Chisholm D, Baltussen R. “Costs, health effects and cost-effectiveness of alcohol and tobacco control strategies in Estonia.” *Health Policy*. 2007, 84(1):75-88.
7. Ha DA, Chisholm D. “Cost-effectiveness analysis of interventions to prevent cardiovascular disease in Vietnam.” *Health Policy and Planning*. 2011, 26(3):210-222.
8. Gureje O, Chisholm D, Kola L, Lasebikan V, Saxena S. “Cost-effectiveness of an essential mental health intervention package in Nigeria.” *World Psychiatry : Official Journal of the World Psychiatric Association(WPA)*. 2007, 6(1):42-48.
9. Johns B, Baltussen R, Hutubessy RC. “Programme costs in the economic evaluation of health interventions.” *Cost Effectiveness and Resource Allocation : C/E*. 2003, 1(1):1.
10. Lauer JA 외 5명. “PopMod: a longitudinal population model with two interacting disease states.” *Cost Effectiveness and Resource Allocation : C/E*. 2003,1(1):6.
11. Chisholm D, Rehm J, Ommeren MV, Monterio M. “Reducing the global burden of hazardous alcohol use: a comparative cost-effectiveness analysis.” *Journal of Studies*

on Alcohol. 2004, 65(6):782-793.

12. Lai T, Habicht J, Reinap M, Chisholm D, Baltussen R. "Costs, health effects and cost-effectiveness of alcohol and tobacco control strategies in Estonia." *Health Policy.* 2007, 84(1):75-88.
13. Hutubessy RC, Chisholm D, Torres-Edejer TT. "Generalized cost-effectiveness analysis for national-level priority-setting in the health sector." *Cost Effectiveness and Resource Allocation : C/E.* 2003, 1(1):8.
14. World Health Organization. *CHOosing Interventions that are Cost Effective(WHO-CHOICE).* 2011. http://www.who.int/choice/en/.
15. 고용노동부. 《임금구조기본통계》. 2008. http://laborstat.molab.go.kr/ newWeb/intro/ sub1/ sub01_02.jsp.
16. Torres-Edejer 외 6명. *WHO guide to cost-effectiveness analysis*. Geneva: World Health Organization. 2003.

찾아보기

윤석준

서울대학교 의과대학 졸업
서울대학교 의학박사(의료관리학 전공)
미국 텍사스 주립대학교 보건대학원 객원 연구원
현 고려대학교 의과대학 예방의학교실 및 보건대학원 교수

김은정

고려대학교 간호대학 졸업
고려대학교 보건학 박사(보건정책 및 병원관리학 전공)
현 제주 한라대학교 간호학과 조교수

서현주

고려대학교 간호대학 졸업
고려대학교 보건학 박사(보건정책 및 병원관리학 전공)
현 조선대학교 의과대학 간호학과 조교수

김범수

고려대학교 경제학과 졸업
미국 메릴랜드 대학교(College Park) 경제학 박사
미국 노스캐롤라이나 대학교(Greensboro) 경제학과 조교수
현 고려대학교 경제학과 부교수

오인환

성균관대학교 경제학과 졸업
경희대학교 의과대학 졸업
경희대학교 이학박사(예방의학 전공)
현 경희대학교 의학전문대학원/의과대학 예방의학교실 조교수

계량적 보건정책 연구방법론

초판발행	2012년 9월 5일
초판 2쇄	2013년 3월11일
지은이	윤석준·김은정·서현주 김범수·오인환
펴낸곳	**고려대학교출판부** www.kupress.com kupress@korea.ac.kr 136-701 서울특별시 성북구 안암동 02-3290-4230, 4232 Fax 923-6311
찍은곳	내일기획

ISBN 978-89-7641-786-2 93510

값 12,000원

* 잘못 만들어진 책은 바꿔드립니다.